神经系统疾病的实验诊断与临床

主编　周　彦　　温江涛
　　　滕士阶　　何浩明

上海交通大学出版社

内容简介

本书共分 8 章:神经系统的解剖和生理功能;神经科疾病的常见症状;标记免疫分析与 PCR 技术简介;脑脊液检查在神经系统疾病诊断中的应用;神经影像学检查;神经电生理学检查;神经系统的其他辅助检查;常见神经系统疾病的实验诊断与临床。

本书内容新颖,实用性强,适用于神经科、内科、影像科、检验科医师及广大全科医师参阅;亦可供从事实验诊断的各级人员及医学院校医疗系及检验系的学员参考。

图书在版编目(CIP)数据

神经系统疾病的实验诊断与临床 / 周彦等主编.
—上海:上海交通大学出版社,2013
ISBN 978 - 7 - 313 - 10641 - 4

Ⅰ. ①神… Ⅱ. ①周… Ⅲ. ①神经系统疾病—实验室
诊断②神经系统疾病—诊疗 Ⅳ. ①R741

中国版本图书馆 CIP 数据核字(2013)第 278562 号

神经系统疾病的实验诊断与临床

主　　编:周　彦　温江涛　滕士阶　何浩明
出版发行:上海交通大学出版社　　　　　　　地　　址:上海市番禺路 951 号
邮政编码:200030　　　　　　　　　　　　　电　　话:021 - 64071208
出 版 人:韩建民
印　　制:上海交大印务有限公司　　　　　　经　　销:全国新华书店
开　　本:787 mm×960 mm　1/16　　　　　印　　张:12.5
字　　数:225 千字
版　　次:2013 年 12 月第 1 版　　　　　　　印　　次:2013 年 12 月第 1 次印刷
书　　号:ISBN 978 - 7 - 313 - 10641 - 4/R
定　　价:32.00 元

神经系统疾病的实验诊断与临床

主　编　周　彦　温江涛　滕士阶　何浩明
副主编　（排名不分先后）
　　　　姚永良　金文涛　史进方　李兰亚
　　　　徐晓文　陈维忠

编著人员名单

　　　　周　彦　江苏省连云港市第二人民医院
　　　　温江涛　江苏省连云港市第二人民医院
　　　　滕士阶　江苏省连云港市第二人民医院
　　　　何浩明　江苏省连云港市第一人民医院
　　　　姚永良　江苏省昆山市第一人民医院
　　　　金文涛　江苏省常州市中医院
　　　　史进方　江苏省苏州大学第一附属医院
　　　　李兰亚　江苏省沭阳县中医院
　　　　徐晓文　江苏省苏州市广济医院
　　　　陈维忠　江苏临床检验杂志编辑部

前　　言

　　神经科疾病是临床上的常见病和多发病,其临床诊断往往需要通过实验室的相关检测来确诊。近年来,随着科学技术的飞速发展,特别是生物化学、现代免疫学、分子生物学、神经影像学及电生理学检查的迅猛发展,新仪器、新设备的不断涌现,使神经科疾病的诊断水平有了质的飞跃。神经科医师每天面临的是检验科、影像科、超声科所提供的大量数据和信息,他们迫切需要一本神经科疾病与相关学科相联系的专著,以提高对疾病的诊断能力。为此,我们在广泛搜集国内外基础研究和临床应用技术最新成果的基础上,结合自己长期的实践经验,撰写了《神经系统疾病的实验诊断与临床》一书,以供广大医务工作者在临床实践中的参考。全书共分八章,第一章为神经系统的解剖和生理功能;第二章为神经系统疾病的常见症状;第三章为标记免疫分析与 PCR 技术简介;第四章为脑脊液检查在神经系统疾病诊断中的应用;第五章为神经影像学检查;第六章为神经电生理学检查;第七章为神经系统其他辅助检查;第八章为常见神经系统疾病的实验诊断和临床。由于本书主要供临床医师使用,故对各种实验诊断技术只介绍其方法的基本原理、适应证、正常参考值和临床意义,至于具体的实验操作步骤不作叙述。

　　本书内容新颖,实用性强,适用于神经科、内科、影像科、检验科医师及基层广大全科医师参阅；亦可供从事实验诊断的各级人员及医学院校医疗系、检验系的学员参考。由于编者水平有限，本书存在的疏漏和不足之处，欢迎广大读者批评指正。

本书在编写过程中，参阅了国内外大量的医学文献资料，在此对相关作者表达真挚的谢意。同济大学萧祥熊、章华础两位教授在百忙中审阅了本书全稿，并提出了十分宝贵的意见，在此一并致谢！

编　者

2013 年 4 月

目 录

第一章　神经系统的解剖和生理功能

第一节　中枢神经

中枢神经系统(central nervus system，CNS)，包括脑和脊髓。脑分大脑、间脑、脑干和小脑等部分，脊髓由含有神经细胞的灰质和含上、下行传导束的白质组成，不同的神经结构受损后，其临床症状各有特点。

一、大脑半球(cerebral hemisphere)

大脑半球的表面由大脑皮质所覆盖，在脑表面形成脑沟和脑回，内部为白质、基底节及侧脑室，两侧大脑半球由胼胝体连接。两侧大脑半球的功能不完全对称，按功能分优势半球和非优势半球。优势半球为在语言、逻辑思维、分析综合及计算功能等方面占优势的半球，多位于左侧，只有一小部分右利手和约半数左利手者可能在右侧。非优势半球多为右大脑半球，主要在音乐、美术、综合能力、空间、几何图形和人的面容的识别及视觉记忆功能等方面占优势，不同部位的损伤产生不同的临床症状。

1. 额叶(frontal lobe)

占大脑半球表面的前 1/3，为大脑半球主要功能区之一。额叶的主要功能与精神、语言和随意运动有关。

2. 顶叶(parietal lobe)

位于中央沟后，顶枕沟前和外侧裂延线的上方。它是深浅感觉的皮质中枢，接受对肢体的深浅感觉信息、运动信息和语言信息。

3. 颞叶(temporal lobe)

位于外侧裂的下方，顶枕裂前方，它的主要功能是：感觉、听觉与记忆、精神、行为和内脏的功能。

4. 枕叶(occipital lobe)

位于顶枕沟和枕前切迹连线的后方,为大脑半球后部的小部分。其为枕极、内侧面以距软裂分成楔回和舌回。枕叶的功能主要与视觉有关。

5. 岛叶(insular lobe)

又称脑岛,呈三角形岛状,位于外侧裂深面,破额顶、颞叶所覆盖,岛叶的功能与内脏感觉和运动有关。

6. 边缘叶(limbic lobe)

由半球内侧面位于胼胝体周围和侧脑室下角底壁的一圆弧形结构构成,包括隔区——扣带回、海马回、海马旁回和移回。边缘系统与网状结构和大脑皮质有广泛的联系,参与高级神经、精神(情绪和记忆等)和内脏的活动。

二、内囊(internal capsule)

是宽厚的白质层,位于尾状核、豆状核及丘脑之间,其外侧为豆状核,内侧为丘脑,前内侧为尾状核,由纵行的纤维束组成。向上呈放射状投射至皮质内部,内囊的主要功能是参与感觉障碍和运动语言等多种功能。

三、基底神经节(basal ganglia)

基底神经节,亦称基底节,位于大脑白质深部,其主要由尾状核、豆状核、屏状核、杏仁核组成。其主要功能与运动、肌张力改变有关。

四、间脑(diencephalon)

位于两侧大脑半球之间,是脑干与大脑半球连接的中继站。间脑病变多无明显定位体征,此区占位病变与脑室内肿瘤相似,临床上常称为中线肿瘤,主要表现为颅内压增高症状。

1. 丘脑(thalamus)

是间脑中最大的卵圆形灰质团块,对称分布于第3脑室两侧。丘脑是各种感觉(嗅觉除外)传导的皮质下中枢和中继站,其对运动系统、感觉系统、边缘系统、上行网状系统和大脑皮质的活动发生有重要影响。

2. 下丘脑（hypothalamus）

又称丘脑下部，位于丘脑下沟的下方，由第 3 脑室周围的灰质组成，体积很小，约占全脑重量的 0.3％左右，但其纤维联系却广泛而复杂，与脑干基底节、丘脑、边缘系统及大脑皮质之间有密切联系。下丘脑是调节内脏活动和内分泌活动的皮质下中枢，下丘脑的某些细胞既是神经元又是内分泌细胞。下丘脑对体温、摄食、水盐平衡和内分泌活动进行调节，同时也参与情绪活动。

3. 上丘脑（epithalamus）

位于丘脑内侧第三脑室顶部周围。主要功能对视觉功能和听觉功能有关。

4. 底丘脑（subthalmus）

位邻内囊，位于下丘脑前内侧，是位于中脑被盖和背侧丘脑的过渡区域。它的功能主要参与椎体外系功能。

五、脑干（brain stem）

上与间脑下的脊髓相连，包括中脑、脑桥和延髓，内部结构主要有神经核、上行传导束、下行传导束和网状结构。在脑干网状结构中有许多调节神经中枢，如心血管运动中枢、血压反射中枢、呼吸中枢和呕吐中枢等，这些中枢在维持机体正常生理活动中起着十分重要的作用。

六、小脑（cerebellum）

位于颅后窝，小脑幕下方，脑桥及延髓的背侧。小脑以小脑下脚、中脚、上脚分别与延髓、脑桥及中脑相连。小脑主要维持躯体平衡，控制姿势和步态、调节肌张力和协调随意运动的准确性。

七、脊髓（spinal cord）

呈微扁圆柱状体，位于椎管内，为脑干向下延伸部分。脊髓由含有神经细胞的灰质和含上、下行传导束的白质组成，脊髓发出 31 对脊神经分布到四肢和躯干，同时也是神经系统的初级反射中枢。正常的脊髓活动是在左脑的控制下完成的。脊髓的功能主要表现在两个方面：其一为上、下行传导通路的中转站；其二为反射中枢。脊髓中大量的神经细胞是各种感觉及运动的中转站，上、下行传导束在各种感觉及运动冲动的传导中起重要作用。

（周　彦　姚永良）

第二节　脑与脊髓的血管

一、脑血管

1. 脑血管（cerebral vascule）

脑血管来源于颈内动脉和椎动脉，大脑半球前 2/3 和部分间脑由颈内分支供应，大脑半球后 1/3 及部分间脑、脑干和小脑由椎基底动脉供应。

2. 脑静脉（cerebral vein）

脑静脉分为大脑浅静脉和大脑深静脉两组。脑血管病以动脉受累疾病居多，不同血管分支的病变因损害不同区域而表现各异。

3. 大脑中动脉（middle cerebral artery）受累

主干可出现三偏症状，即舌瘫及偏瘫（hemiplegia），偏身感觉障碍，偏盲（hemichorea）或象限盲。

4. 大脑前动脉（anterior cerebral artery）受累

主干病灶对侧中枢性面舌瘫及偏瘫，以面舌瘫及下肢瘫为重。可伴尿潴留或尿急、精神障碍等。

5. 大脑后动脉（posterior cerebral artery）受累

主干出现对侧偏瘫、偏身感觉障碍、丘脑综合征、优势半球病变可有失读。

6. 基底动脉（basilar artery）受累

主干引起脑干广泛性病变累及脑神经、椎体束及小脑，出现眩晕、呕吐、共济失调、瞳孔缩小、四肢瘫痪、肺水肿、昏迷和高热等，甚至死亡。

7. 椎动脉（verterbral artery）受累

小脑后下动脉起于椎动脉，此两动脉受累可出现延髓背外侧综合征（Wallenberg 综合征）。

二、脊髓的血管

1. 脊髓的动脉

脊髓的动脉供应来自椎动脉的脊髓前动脉、脊髓后动脉和根动脉,在椎动脉下行过程中,不断得到根动脉的增强,共同提高脊髓的血液。

2. 脊椎的静脉

主要由脊髓前静脉和脊髓后静脉引流至椎静脉丛,后者向上与延髓静脉相通,在胸段与胸内奇静脉及上腔静脉相通,在腹部与下腔静脉、门静脉及盆腔静脉多处相通。

3. 脊髓前动脉损害

为供应脊髓前 2/3 区域的脊髓前动脉发生闭塞所致。主要表现为病灶水平以上的运动元性瘫痪,分离性感觉障碍,痛温觉及肌力保存,括约肌功能常受累,称为脊髓后动脉综合征。

(温江涛　李兰亚)

第三节　脑　神　经

脑神经(cranial nerves)为与脑相连的周围神经,共 12 对。它们的排列序数是以出入脑的部位前后次序而定的,其中Ⅰ、Ⅱ对脑神经属于大脑和间脑的组成部分,在脑内部分是其 2 级和 3 级神经元的纤维束,Ⅲ-Ⅻ对脑神经与脑干相连。脑干内有与各脑神经相应的神经核,一般运动核靠近中线,感觉核在其外侧,其中Ⅲ-Ⅳ对脑神经核在**中脑(mesencephalon)**,第Ⅴ、Ⅵ、Ⅷ对脑神经核在**脑桥(pons)**,第Ⅸ、Ⅹ、Ⅺ、Ⅻ对脑神经核在**延髓(medulla oblongata)**,只有使神经的一部分从颈髓的上 4 节前角发出。脑神经按功能可分为:运动性神经、感觉性神经、混合性神经,有些脑神经中还含有副交感神经纤维。

(李兰亚　陈维忠)

第四节　周　围　神　经

周围神经(peripheral nerve)是指脊髓及脑干软脑膜以外的所有的神经结构,

即除**嗅神经**（**olfactory nerve**）及**视神经**（**optic nerve**）以外的所有的**脑神经**（**cranial nerves**）和脊髓神经，其中与脑相连的部分为脑神经，与脊髓相连的为脊神经，分布于体表、骨、关节和骨骼肌的为躯体神经，分布于内脏、血管、平滑肌和腺体的为内脏神经。多数周围神经为混合神经，包括感觉纤维、副交感纤维等。

　　在脑神经、脊神经和内脏神经中，各自都含有感觉和运动成分，感觉传入神经由脊神经后根、后根神经节和脑神经的神经节构成，将皮肤、肌腱、关节和内脏神经的冲动由感受器传向中枢神经系统；运动传出神经由脊髓前角和侧角发出的脊神经前根和脑干运动核发出的脑神经构成，将神经冲动由中枢神经系统传出到周围的效应器。由于内脏神经的传出部分专门支配不直接受人意识控制的平滑肌，心肌和腺体的运动，故又称内脏传出神经（自主神经），自主神经又根据形态和功能分为**交感神经**（**sympathetic nerve**）和**副交感神经**（**parasympathetic nerve**）。

（周　彦　陈维忠）

第五节　肌　　肉

　　肌肉（**muscle**）：根据构造不同可分为平滑肌、心肌和骨骼肌，平滑肌主要分布于内脏的中空器官及血管壁，心肌为构成心壁的主要部分，骨骼肌主要存在于躯干和肢体，前两者受内脏神经支配，不直接受意识的管理，属于不随意肌，而骨骼肌直接受人的意识控制，属随意肌。

（滕士阶　金文涛）

第二章　神经科疾病的常见症状

神经系统常见的症状,包括意识障碍、运动障碍、感觉障碍和平衡障碍等多种表现。

第一节　意　识　障　碍

意识(consciousness)是指个体对周围环境及自身状态的感知能力。意识障碍可分为觉醒度下降和意识内容变化两个方面。前者表现为嗜睡、昏睡和昏迷,后者表现为**意识模糊(confusion)**和**谵妄(delirium)**等。意识的维持依赖大脑皮质的兴奋。脑干上行网状激活系统接受各种感觉信息的侧支传入、发放兴奋从脑干向上传至丘脑的非特异性核团,再由此弥散投射至大脑皮质,使整个大脑皮质保持兴奋,维持觉醒状态。因此,上行网状激活系统或双侧大脑皮质损害均可导致意识障碍。

一、以觉醒度改变的意识障碍

1. 嗜睡(somnolence)

是意识障碍的早期表现,患者表现为睡眠时间过度延长,但能被叫醒,醒后可勉强配合检查及回答简单问题,停止刺激后又继续入睡。

2. 昏睡(sopor)

是一种比嗜睡较重的意识障碍,患者处于沉睡状态,正常的外来刺激不能使其觉醒,须高声呼唤或其他较强烈的刺激方可唤醒,对言语的反应能力尚未完全丢失,可作含糊、简单而不完全的答话,停止刺激后又很快入睡。

3. 昏迷(coma)

是一种最为严重的意识障碍,患者意识完全丧失,各种刺激不能使其觉醒,无有目的自主活动,不能自发睁眼。昏迷的严重程度可分为三级,即:浅昏迷、中昏迷和深昏迷。大脑和脑干功能全部丧失时称脑死亡。其确定标准是:患者对外界任何刺激均无反应,无任何自主运动,但脊髓反射可以存在;脑干反射(包括对光反射、角膜反射、头眼反射、前庭眼反射、咳嗽反射)完全消失,瞳孔散大固定,自主呼吸停止,需要人工呼吸机维持换气,脑电图提示脑电活动消失,呈一直线。经彩色多普勒超声提示无脑血流灌注现象,体感诱发电位提示脑干功能丧失,上述情况持续时间至少12 h,经各种抢救无效,除外急性药物中毒、低温和内分泌代谢疾病等。

二、以意识内容改变为主的意识障碍

1. 意识模糊
表现为注意力减退,情感反应淡漠,定向力障碍,活动减少,语言缺乏连贯性,对外界刺激可有反应,但低于正常水平。

2. 谵妄
谵妄是一种急性脑高级功能障碍。患者对周围环境的认识及反应能力均有下降,表现为认识、注意力、定向、记忆功能受损、思维推理迟钝、语言功能障碍、错觉、幻觉、睡眠觉醒周期紊乱等。引起谵妄最常见的神经系统疾病有脑炎、脑血管病、脑外伤及代谢性脑病等。其他系统的疾病也可引起谵妄,如酸碱平衡及水电解质紊乱、营养物质缺乏,高热中毒等。

三、特殊类型的意识障碍

1. 去皮质综合征(decorticated syndrome)
多见于因双侧大脑皮质广泛损害而导致皮质功能减退或丧失,但睡眠和觉醒周期存在,能无意识地睁眼、闭眼或转动眼球,但眼球不能随光线或物品转动,貌似清醒但对外界刺激无反应。该综合征常见于脑病、脑炎、中毒和严重颅脑外伤等。

2. 无动性缄默症(akinetic mutism)
又称睁眼昏迷,由脑干上部和丘脑的网状激活系统受损引起,此时大脑半球及其传出通路无病变。患者能注视周围环境及人物,貌似清醒,但不能活动或言语,大小便失禁、肌张力减低,无锥体束征。强烈的刺激不能改变其意识状态,存在觉醒——睡眠周期,本病常见于脑干梗死。

3. 植物状态(vegetative state)

指大脑半球严重受损而脑干功能相对保留的一种状态,患者对自身和外界的认知功能全部丧失,呼之不应,不能与外界交流,有自发或反射性睁眼,偶可发现视物追踪,可有无意识的哭笑,存在吸吮、咀嚼和吞咽的原始反射,有觉醒——睡眠周期,大小便失禁。持续植物状态是指颅脑伤后植物状态持续 12 个月以上,其他原因持续 3 个月以上。

（温江涛　姚永良）

第二节　认　知　障　碍

认知是指人脑接受外界信息,经过加工处理、转换成内在的心理活动,从而获取知识或应用知识的过程,它包括记忆、语言、执行、计算和理解判断等方面。认知障碍是指上述几项认知功能中的一项或多项受损,当上述认知域有 2 项或 2 项以上受累,并影响个体的日常或社会能力时,可考虑为痴呆。

记忆是信息在脑内的储存和提取的过程,一般分为瞬时记忆、短时记忆和长时记忆三大类。临床上的记忆障碍的类型是根据长时记忆分类的,包括遗忘、记忆减退、记忆错误和记忆增强等不同表现。

1. 遗忘

遗忘是对记过的材料不能再认与回忆,或者表现为错误的再认或回忆,遗忘有选择性的遗忘、暂时性的遗忘等多种类型,其中前两者最为重要。

2. 记忆减退

指识记、保持、再认和回忆普遍减退,特别是对日期、年代、专有名词、术语概念等的回忆发生困难,以后表现为近期和远期记忆均减退,临床上常见于阿尔兹海默病、血管性痴呆、代谢性脑病等。

3. 记忆错误

包括记忆恍惚,如似曾相识、旧事如新、重温性记忆错误等,与记忆减退过程有关,常见于颞叶癫痫、中毒、神经症、精神分裂症等。

4. 记忆增强

指对远事记忆的异常增加,患者表现出对很久以前发生的,似乎已经遗忘的时间和特征,此时又能重新回忆起来,甚至一些琐碎的毫无意义的事情或细微情节都能详细回忆,多见于躁狂症、妄想或服用兴奋剂过量。

(周　彦　金文涛)

第三节　头　　痛

头痛(headache)是指外眦、外耳道与枕外隆突连线以上部位的疼痛,**面疼**(facial pain)指上述连线以下到下颌部的疼痛。

头痛的主要临床表现为全头或局部胀痛或钝痛、搏动性头痛、头重感、戴帽感和勒紧感等。同时可伴有恶心、呕吐、眩晕和视力障碍等。临床上,各种疾病均可引起不同种类的头部疼痛,根据发生的速度、疼痛的部位、发生及持续时间、疼痛的程度、疼痛的性质及伴随的症状等可对头部疼痛加以鉴别诊断,急性头痛常见于蛛网膜下腔出血、脑梗死、脑出血、脑炎、脑膜脑炎、高血压脑病等,亚急性头痛见于颅内占位性病变、良性颅内压增高、高血压性头痛。慢性头痛见于偏头痛、紧张性头痛、药物依赖性头痛、鼻窦炎等。

(滕士阶　史进方)

第四节　痫性发作和晕厥

痫性发作和晕厥是临床上较为常见的发作症状,两者均可导致短暂的可逆性意识消失,但两者具有不同的病理基础及临床特点,临床上需加以鉴别。

一、痫性发作(epileptic seizure)

痫性发作是指由于大脑皮质神经元异常放电而导致短暂的脑功能障碍,痫性发作的主要症状是:意识障碍、运动异常、感觉异常、精神异常等。发作时自主神经功能异常可表现为面部及全身苍白、潮红多汗、瞳孔散大及大小便失禁等。痫性发作的原因多种多样,可由原发性神经系统疾病引起;也可以由其他疾病引起。原发性神经系统疾病:如特发性癫痫、脑外伤、脑卒中或脑血管畸形、脑炎或脑膜炎。系统性疾病：如低血糖、低血钠、低血钙、高渗状态、肝性脑病、高血压脑病等。

二、晕厥(syncope)

是由于大脑半球及脑干的血液供应减少,导致的伴有姿势张力丧失的发作性意识丧失。晕厥的临床表现主要是：乏力、头晕、恶心、面色苍白、大汗、视物不清、心动过速等。患者得到及时处理后很快就能恢复。

(何浩明 姚永良)

第五节 眩 晕

眩晕(uertigo)是一种运动性或位置性错觉,造成人与周围环境空间关系在大脑皮质中反应失真、产生旋转、倾倒及起伏等感觉。临床上按眩晕的性质可分为真性眩晕和假性眩晕,存在自身或对外界环境空间位置的错觉的为真性眩晕,而仅有一般的晕动感并无对自身或外界环境空间位置错觉的称为假性眩晕。按病变的解剖部位可将眩晕分为系统性眩晕和非系统性眩晕,前者由前庭神经系统病变引起,后者由前庭系统以外的病变所引起。

第六节 视 觉 障 碍

视觉障碍(disturbance of vision)可由视觉感受器至枕叶皮质中枢之间的任何部位受损引起,可分为视力障碍和视野缺损。

一、视力障碍

视力障碍是指单眼或双眼全部视野的视力下降或丧失,可分为单眼及双眼视力障碍两种。

二、视野缺损

当眼球平直向前远视某一点时所见到的全部空间,称为视野。视野缺损是指视野的某一区域出现视力障碍而其他区域视力正常。视野缺损可有偏盲及象限盲等。

第七节 听觉障碍

听觉障碍可由听觉传导通路引起,表现为耳聋、耳鸣及听觉过敏。

一、耳聋(deafness)

耳聋即听力的减退或丧失,临床上有两个基本类型:传导性耳聋和感音性耳聋。

二、耳鸣(tinnitus)

耳鸣是指在没有任何外界声源刺激的情况下,患者听到的一种鸣响感。可呈发作性,也可呈持续性,在听觉传导通路上任何部位的刺激性病变都可引起耳鸣。耳鸣分主观性耳鸣和客观性耳鸣。

三、听觉过敏(hyperacusis)

听觉过敏是指患者对于正常声音的感觉比实际声源的强度大,中耳炎早期三叉神经鼓膜张肌肌支刺激性病变导致鼓膜张肌张力增高而使鼓膜过度紧张时,可有听觉过敏。

第八节 眼球震颤

眼球震颤(nystagmus)是指眼球注视某一点时发生的不自主的节律性往复运

动,简称为眼震(nystagmus)。按照眼震节律性往复运动的方向可将眼震分为水平性眼震、垂直性眼震和旋转性眼震。按照眼震运动的节律又可分为钟摆样眼震和跳动性眼震。钟摆样眼震是指眼球运动在各个方向上的速度及幅度均相等。跳动性眼震是指眼球运动在一个方向上的速度比另一个方向上快,因此,有慢相和快相之分。通常用快相表示眼方向,神经系统疾病出现眼震大多属于跳动性眼震。眼震可以是生理性的,也可以由某种疾病引起,脑部不同部位的病变其眼震表现也可有不同。

一、眼源性眼震

眼源性眼震是指由视觉系统疾病或眼外肌麻痹引起的眼震。表现为水平摆动性眼震,幅度细小、持续时间长、可为永久性。本症多见于视力障碍先天性弱视,严重屈光不正、先天性白内障、色盲、高度近视和白化病等。另外,长期在光线不足的环境下工作也可引起眼源性眼震,如矿工井下作业等。

二、前庭性眼震

前庭性眼震是指由于前庭终末器、前庭神经或脑干前庭核及其传导通路、小脑等的功能障碍导致的眼震。可以分为前庭周围性眼震和前庭中枢性眼震。

(周　彦　陈维忠)

第九节　瘫　痪

瘫痪(paralysis)是指个体随意功能运动的减退或丧失,可分为神经元性、神经肌肉接头性及肌源性等类型。上运动神经元性瘫痪是由于上运动神经元,即大脑皮质运动区神经元及其发出的下行纤维病变所致。其临床表现主要为肌力减弱、肌张力增高、腱反射活跃或亢进、浅反射的减退或消失,病理反射包括 Babinski 征、Gordon 征等,无明显的肌萎缩。下运动神经元性瘫痪,指脊髓前角的运动神经元以及它们的轴点组成的前根、神经丛及其周围神经受损所致。脑干运动神经核及其轴突组成的脑神经运动纤维损伤也可造成弛缓性瘫痪。下运动神经元瘫痪临床表现为：受损的下运动神经元支配的肌力减退、肌张力减低或消失、腱反射减弱或消失、肌肉萎缩明显。

（金文涛　史进方）

第十节　肌　肉　萎　缩

肌萎缩(muscular atrophy)是指由于肌肉营养不良而导致的骨骼肌体积缩小、肌纤维变细甚至消失，通常是下运动神经元病变或肌肉病变的结果，临床上可分为神经源性肌萎缩和肌源性肌萎缩。神经源性肌萎缩是指神经肌肉接头之前的神经结构病变所引起的肌萎缩，此类肌萎缩常起病急、进展快，但随病因而异。当损伤部位在脊髓前角细胞时，受累肢体的肌萎缩呈节段性分布，伴肌力减低，腱反射减弱和**肌束震颤(fasciculation)**，一般无感觉障碍。延髓运动神经核病变时，可出现**延髓麻痹(bulbar palsy)**、舌肌萎缩和肌束震颤。常见于脊髓灰质炎等。当损伤部位在神经根或神经干时，肌萎缩常呈根性和干性分布，常见于腰骶外伤、颈椎病等。肌源性肌萎缩是指肌肉接头突触后膜以后，包括肌膜、线粒体、肌丝等病变所引起的肌萎缩。另外，在临床上还可见由于脑血管病变等上运动神经损害引起的失用性肌萎缩以及肌肉血管病变引起的缺血性肌萎缩。

（温江涛　徐晓文）

第三章 标记免疫分析与 PCR 技术简介

第一节 荧光免疫分析

荧光免疫分析的原理是将荧光色素,如常用的异硫氰酸盐荧光黄(绿色荧光)或四甲基异硫氰酸罗达明(橙色荧光),与特异性的血清抗体(免疫球蛋白)经化学方法结合起来,但不影响该血清抗体的免疫特性。然后,将此荧光标记的抗体作为一个试剂在特定的条件下浸染标本,使其与标本中相应的抗原发生结合反应。该反应的结果——含有荧光标记的抗体与抗原的结合物可用荧光显微镜来观察。这是由于荧光显微镜高压汞灯光源的紫外光或蓝色、紫色光的照射,将标本中的免疫复合物的荧光部分激发出可见的荧光来。因此,荧光的出现就表示该标记抗体的存在,同时也反映了与该抗体结合的抗原的存在,利用同样的原理也可以用标记的抗原来寻找相应的抗体。

作为免疫组织化学方法之一的荧光免疫染色,在细胞水平的鉴定和定位以及临床一些诊断上具有较其他生物学染色更强的敏感性和特异性。荧光抗体的特点就是它将免疫学和免疫组织化学的特异性和灵敏度与显微镜学的精确度结合起来,在免疫学、临床组织化学工作中补充了一项其他方法尚不能取代的、有其独特风格的技术。随着免疫学、组织化学技术的发展和普及,荧光抗体技术在不断提高,应用和普及也在不断扩大,除了用于对某些微生物、病毒、原虫、蠕虫以及真菌等的鉴定和相应疾病的诊断外,荧光抗体技术也可应用于对血清抗体的探查,如自身抗体、自身免疫性疾病的研究与诊断,病理组织学抗原、抗体和补体等的定位鉴定,免疫复合物病理的探讨,微生物、病毒与组织细胞之间的抗原性关系,肿瘤免疫与诊断,以及免疫膜抗原及受体和免疫球蛋白代谢的研究等。

荧光免疫的染色方法有直接法和间接法两类,它们都是抗原和抗体在玻片组织细胞上的结合反应,只不过一种是固定着的荧光素,而另一种是标记着的荧光素。至于双层法、夹层法、多层法、抗补体法甚至某些设计的特殊染色法，都不过是这两种染色法的延伸变化而已。

（何浩明　金文涛）

第二节　酶联免疫分析

1959 年，Berson 和 Yalow 创立了放射免疫分析（RIA）。1971 年，Engvall 和 VanWeemen 两位学者分别用酶代替同位素，创立了酶联免疫分析（EIA）技术。1975 年，Milstein 和 Kohler 创建了 B 淋巴细胞杂交瘤技术，成功制备了单克隆抗体，可以生产大量抗不同抗原决定簇的单克隆抗体，极大地促进了 EIA 的技术进步，明显提高了 EIA 的灵敏度和特异性，推动了新一代 EIA 的设计。近年来，在 EIA 中又引进了放大系统，EIA 与荧光技术和化学发光技术的结合，又衍生出荧光酶联免疫分析、增强化学发光酶联免疫分析等。这些成果引起了人们对 EIA 技术的关注，大量 EIA 诊断试剂投放市场，与 RIA 技术形成竞争发展的局面。在以非放射性标记免疫分析取代 RIA 和免疫放射分析（IRMA）的过程中，EIA 成为一种重要的技术形式，在生物医药领域具有广泛的应用前景。

一、酶联免疫分析的分类

酶联免疫分析技术一般分为酶联免疫组化技术和酶联免疫测定两大类。酶联免疫组化技术用于组织切片或其他标本中抗原或抗体的定位；酶联免疫测定用于液体标本中抗原或抗体的测定。

酶联免疫测定根据抗原抗体反应后是否需要与游离的酶标记物结合可分为**均相（homogenous）**和**非均相（heterogenous）**两种类型，非均相法有液相酶免疫测定和固相酶免疫测定两种。具体概括如下：

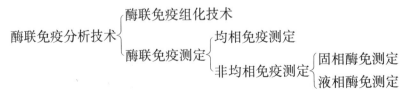

二、酶联免疫分析的基本原理

EIA 是将酶催化化学反应的放大作用和抗原抗体、免疫反应的特异性结合起来的一种微量分析技术。在 EIA 系统中，免疫反应进行后，标记在抗原或抗体上的酶可以催化相应底物产生呈色反应(或荧光反应、化学发光反应等)，转化为可检测的信号(P)。由于酶仅使底物转化为产物，本身在反应过程中并不消耗，因此，可以反复发挥催化作用，将信号放大。在 EIA 反应结束后，将分析酶标记的免疫复合物与游离的酶标结合物分离(非均相 EIA)，加入特异性底物(Sb)与酶反应，产生可检测信号的产物，通过对信号产物(P)的定量测定，就可准确地检测出待测物的含量。

直接 ELISA，酶直接标记在与待测抗原结合的抗体上。间接 ELISA 是将酶标记在第二抗体上，即标记在羊抗鼠(单抗)或羊抗兔(多抗)的免疫球蛋白的抗体上，在加入两夹心抗体形成固相夹心复合物(I-Ab-Ag-Ab)后，再加入酶标记II抗(IIAb^{-E})，形成结合有酶标记II抗固相复合物(I-Ab-Ag-Ab-IIAb^{-E})。复合物中酶标II抗上的酶活性与被测抗原的浓度呈正比，通过测定信号产物的量可以推算出待测抗原的含量。亦可以抗原为固相载体，应用间接 ELISA 测定未知抗体，原理类似。

I-Ab：固相包被抗体；Ab^{-E}：酶标记抗体。

三、以生物素-亲和素反应为基础的放大系统

生物素(biotin)是 B 族维生素中的小分子水溶性因子，其最大的特点是与亲和素或链亲和素有极高的亲和力(亲和常数可以达到 10^{-15} mol/L)。亲和素(avidin)是分子量为 66 000 的糖蛋白，每个分子可与 4 个生物素分子相结合，可以连接许多的生物素化分子。因此，把亲和素、生物素与 ELISA 偶联起来，就可大大提高 ELISA 的敏感度。这样可以通过酶标亲和素-生物素系统(labeled avidin-biotin, LAB，又称 BA 系统)，以竞争和非竞争方式进行测定。

四、酶联免疫分析技术的临床应用

酶联免疫分析具有高度的敏感性和特异性，几乎可用于检测所有的可溶性抗原抗体系统。它的最小可测值达纳克(ng)甚至皮克(pg)水平。与放射免疫分析相

比,酶联免疫测定的优点是标记试剂比较稳定,且无放射性危害。因此,酶联免疫分析的应用日新月异,酶联免疫分析的新方法、新技术也在不断发展。

均相酶联免疫分析主要用于药物和小分子物质的检测。ELISA 的应用则更为广泛,可用于检测的项目包括以下几个方面:

1. 病原体及其抗体

病毒如肝炎病毒、风疹病毒、疱疹病毒、轮状病毒等;细菌如链球菌、结核分枝杆菌、幽门螺杆菌和布氏杆菌等;寄生虫如弓形虫、阿米巴原虫、疟原虫等。

2. 蛋白质

如各种免疫球蛋白、补体成分、肿瘤标志物[如甲胎蛋白(AFP)、癌胚抗原(CEA)、前列腺特异性抗原(PSA)],各种血浆蛋白质、同工酶(如肌酸激酶 MB)、激素(如 HCG、FSH、TSH)等。

3. 非肽类激素

如 T_3、T_4、雌激素、皮质醇等。

4. 药物和毒品

如地高辛、苯巴比妥、庆大霉素、吗啡等。

(周　彦　姚永良)

第三节　放射免疫分析

放射性核素标记免疫分析主要包括放射免疫分析(RIA)和免疫放射分析(IRMA)。RIA 是利用放射性核素标记抗原测样品中的抗原或抗体;IRMA 是利用放射性核素标记抗体测样品中的抗原或抗体。由于放射免疫分析是更加传统和经典的核素标记免疫分析方法,故经常在习惯上将两者统一称为放射免疫分析。放射免疫分析的创立和相关技术的应用,是生物医学样品分析方面的重大突破,为此,其发明人之一 Yalow 于 1977 年荣获诺贝尔生理学或医学奖。

一、放射免疫分析(RIA)

1. 放射免疫分析原理

放射免疫分析是基于放射性核素标记的抗原和非标记待测抗原同时与限量的

特异性抗体进行竞争结合反应,通过分离未结合的标记抗原,测定标记抗原与抗体复合物放射性强度信号,经相应的数学函数关系推算待测抗原的含量。

反应式如下:Ag＊＋Ag＋Ab—Ag＊—Ab＋Ag—Ab＋Ag＊

Ag＊:标记抗原(反应后为游离的未结合标记抗原);Ag:未标记待测抗原;Ab:竞争结合的有限量抗体;Ag＊—Ab:标记的抗原抗体复合物;Ag—Ab:未标记的抗原抗体复合物。

反应中 Ag＊ 和 Ag 理化性质相同,并且两者与 Ab 同在一个反应体系中,形成 Ag＊—Ab 复合物的量(B)随待测抗原 Ag 的量增加而减少,游离未结合的 Ag＊ 的量(F)随 Ag 的增加而增加;因此,测定 Ag＊—Ab 或 Ag＊ 的量即可推算出待测物的含量。这一反应称"竞争结合反应"。

当反应体系中没有待测非标记抗原时,B/F 为 2.0,B/(B＋F)为 0.67,随着待测抗原的增加,B/F 或 B/(B＋F)相应减少,加入的非标记待测物的含量与相应的 B/F 或 B/(B＋F)值可以用函数关系曲线表示出来,即成剂量反应曲线。根据质量作用定律,反应达到平衡时的数学函数关系式,以横坐标为已知浓度的标准抗原,纵坐标为放射性记数强度,所得剂量反应曲线是一种竞争抑制曲线。

2. 放射免疫分析的基本试剂和技术特点

放射免疫分析的基本试剂主要包括标准品、特异性抗体和标记物三种。

(1) 标准品:标准品是放射免疫分析定量测定的依据。在化学结构上,要求标准品与待测物质结构相同;化学纯度上要求标准品具有很高纯度;含量定值上要求可以通过标准品特定的化学或物理性质进行准确标定,蛋白质或肽类标准品可采用精度较高的蛋白定量法标定;运输保存时要求有明确的保存条件和有效期说明。

(2) 特异性抗体:要求与待测抗原有较高亲和力,较高的滴度和特异性。在制备抗血清时,应采用免疫源性强的待测物质,在动物体内诱导产生抗体,然后收集含抗体的血清,应用于放射免疫分析。对于分子量较小的半抗原物质,将其与载体蛋白进行化学连接,增强其免疫原性。

(3) 标记物:在放射免疫分析中要求标记物具有高比活度和免疫活性,放射化学纯度在 95％ 以上,有较好的稳定性。

放射性核素最常用的是 ^{125}I 和 ^3H,一般多肽类、蛋白质含氨基酸可用 ^{125}I 标记,小分子化合物如固醇类激素、环核苷酸等,以前多用 ^3H 标记。近年来,小分子化合物的碘标记技术发展较快,在放射免疫分析中 ^{125}I 基本代替了 ^3H,特别是在皮克(pg)级水平上的分析 ^{125}I 标记灵敏度更高。

二、免疫放射分析(IRMA)

1986 年,Miles 和 Hales 首先提出免疫放射分析,并应用标记抗体的方法成功测定了牛血清胰岛素,但由于当时抗体纯化以及抗原抗体复合物与游离标记抗体分离的问题未得到解决,从而限制了该项技术的进一步发展。直到 20 世纪 70 年代单克隆抗体的产生,才促进了该技术的迅速发展。

1. 免疫放射分析原理

免疫放射分析的基本原理是:用过量的标记抗体直接与待测未知抗原结合,然后分离游离标记抗体,测定标记抗体抗原复合物的放射性计数;如待测抗原含量多,则复合物放射性计数就高,反之亦然。

与 RIA 三种主要反应试剂参加的竞争性结合反应比较,IRMA 方法是一种非竞争性结合反应,主要反应试剂只有过量标记抗体(Ab＊)和待测抗原(Ag)两种,反应达到平衡比较快,所测得的抗原抗体复合物(Ag—Ab＊)放射性计数与待测抗原的浓度呈正相关;由于使用过量抗体,其灵敏度比 RIA 法提高了 10～100 倍以上。以上都是 IRMA 方法的优点。反应式如下:

$$Ag + Ab＊(过量) + Ag—Ab＊ + Ab＊$$

Ag:未标记待测抗原,Ab＊(过量):过量的标记抗体,Ag—Ab＊:标记的抗原抗体复合物,Ab＊:未结合的游离标记抗体。

IRMA 方法有两种,一种为单位点 IRMA 法;另一种为双位点 IRMA 法。单位点 IRMA 中抗原分子只有一个反应位点决定簇,与标记抗体上一个相应结合点反应形成复合物,单位点 IRMA 的灵敏度和特异性都不够满意,目前应用较少。

双位点 IRMA 亦称双抗夹心法。采用的固相抗体与标记抗体同时与待测抗原的两个决定簇结合,形成待测抗原夹在两种抗体分子之间。通过洗涤分离游离的标记抗体,故非特异结合(NSB)较低,大大提高了测定的灵敏度。

在双位点 IRMA 反应体系中,过量固相包被抗体(—Ab)与待测抗原(Ag)结合后,再与过量^{125}I 标记抗体(Ab＊)进行结合反应,形成"固相抗体—待测抗原—标记抗体"夹心复合物(—Ab—Ag—Ab＊),经洗涤除去多余游离的标记抗体,复合物上的标记^{125}I 可以作为产物直接进行放射性计数测量,通过相应的函数曲线计算待测抗原的含量。

2. 免疫放射分析技术特点

（1）特异性：一种待测物质必须同时具备两个抗原决定簇才能最后形成标记复合物。有些类似物可能仅与两种抗体中的一种有交叉反应，造成标准品的结合率下降，但最终不能形成放射性复合物，故 IRMA 不易发生严重的交叉反应，大大提高了分析特异性。

（2）灵敏度：使用过量的单克隆抗体，并进行核素标记，复合物的计数效率很高；在试验过程中，将待测抗原和标记抗体同时加入固相抗体进行反应，反应很快达到平衡；固相结合的复合物与游离标记抗体容易分离。这些充分显示了 IRMA 法的优越性，也极大地提高了 IRMA 法的灵敏度。

（3）稳定性：IRMA 法测定结果稳定性较好，标记抗体和固相抗体均过量，不易受外界环境的影响，温度变化对 K 值的影响较小，温度在 4℃～37℃ 改变对实验结果无明显影响；实验操作不易产生影响，抗体的加样误差影响不大（但抗原加样误差影响较大）；待测样品中的蛋白质、脂类等对 IRMA 干扰较小。故 IRMA 法的批内批间变异系数均比较小。

（4）示踪剂特点：IRMA 法应用抗体作为示踪标记物，易于碘化，且不同抗体的标记基本相同，方法简单，易于推广；RIA 法应用抗原作为示踪标记物，各种抗原化学结构组成各异，标记方法也各不相同，有的甚至很难用 ^{125}I 标记，测定效果差异较大。

（5）标准曲线工作范围：由于 IRMA 具有高灵敏度、高特异性的优点，一般可使 IRMA 标准曲线的有效工作范围达到 3 个数量级以上（RIA 一般为 2 个数量级），这样可以准确定量低含量的指标；特别在病理情况下，可以密切追踪待测物含量的小幅度改变，从而给临床带来方便。

随着单克隆抗体技术及基因工程抗体的发展，以及生物素-亲和素系统的利用、试管固相技术的改进和数据处理能力的增强，IRMA 已经成为标记免疫分析中最重要的组成部分。

BAS - IRMA 具有很大的发展前景。BAS 是生物素与亲和素系统的简称，两者具有高亲和力的结合，亲和常数 Ka 值高达 10^{15} mol/L，是抗原抗体反应的 10 万～100 万倍。生物素化的抗体及 ^{125}I 标记抗体与待测抗原发生免疫反应，形成生物素化抗体-抗原-^{125}I 抗体复合物，移除多余的 ^{125}I 抗体，即可得到复合物。其生成量与待测抗原量呈正比关系。通过有效利用生物素-亲和素系统的高亲和力和放大效应，使 IRMA 法不仅具有很好的分离效果，而且具有很高的灵敏度。

IRMA 法的主要不足之处在于要求抗原不少于两个抗原决定簇,这样就限制了 IRMA 方法只能用于测定多肽和蛋白质抗原。一般认为,一个抗原决定簇至少由 5～6 个氨基酸组成,那么在理论上认为 10 个氨基酸以下的抗原就无法使用 IRMA 法。故尽管 IRMA 法有许多优势,应用范围比较广泛,但在短时间不会完全取代 RIA 法。

(何浩明　金文涛)

第四节　发光免疫分析

一、化学发光免疫分析(CLIA)

化学发光免疫分析是应用某种化学物质标记抗体,在反应中加入触发剂后,化学发光物质立即以光子形式释放出能量,具有反应速度快的优点。但由于发光持续时间短,同时还存在信号强度弱、易受干扰、本底高、操作烦琐等问题,使 CLIA 一时难以推广应用。近 10 年来,通过不断改进,CLIA 已具有反应快、信号强且持续时间长的优点,克服了易干扰和本底高等问题,已生产出专用全自动仪器和试剂盒,使 CLIA 很快在临床检验中推广应用。CLIA 与 EIA 的不同之处是,前者使用化学发光物作为酶底物,如常见的鲁米诺(氨基苯二酰肼)及其衍生物和吖酯衍生物。目前也使用 1,2 - 二氧乙烷及其衍生物作为酶底物,应用于定型专用试剂盒商品中。有关 CLIA 在使用过程中的稳定问题,仍有待进一步研究。

二、增强化学发光酶免疫分析(ECEIA)

1. 反应原理

反应过程的主要特点是加入发光增强剂,使发光信号增强,持续时间由原来 1～5 s 提高到 30 min 以上,稳定性好,可重复测定,灵敏度可达到 $10^{15} \sim 10^{18}$ mol/L,准确性高。

2. 增强剂的应用

Whitehead 等(1983)首次应用 6 - 羟基苯并噻唑的衍生物作为增强剂,可使发光延长持续至数分钟,光信号强度提高约 7 倍,信号/本底比提高达 80 倍。随后又筛选出对位碘酚和对位苯基酚等更好的增强剂,发光持续时间可延长到 60 min,发光强度增加超过 1 000 倍。该方法由英国 Amersham 公司首先应用于试剂盒生产,如 AFP、CEA、HCG、LH、TT₄、FT₃、E₂等十几种商品,由此形成了 ECEIA 系列。Samurl 等(1988)和 Deborah 等(1989)报道了血清抗- HBsAg 抗体的 ECEIA 测定方法。Baret 和 Fert(1989,1990)报道了黄嘌呤氧化酶能增强鲁米诺的发光作用,建立的 TSH - ECEIA 与 TSH - IRMA 的灵敏度相近,而 T_4- ECEIA 比常规 T_4- RIA 要灵敏。Hubi 等(1990)应用对位磺酚增强剂建立了醛固酮的 ECEIA 方法。

近年来,增强发光剂的应用又有了新的发展,为荧光免疫分析走向市场和临床应用创造了条件,但由于仪器和试剂都比较昂贵,技术应用仍不普及,从而影响了本方法的推广。从发展趋势来看,ECEIA 比普通 EIA 灵敏、简便、快速、测定范围宽,是具有发展前景的一种免疫分析方法。

三、电化学发光免疫分析(ECLIA)

1990 年,Leland 等首先应用三丙胺(TPA)与发光化合物三联吡啶钌$[Ru(bpy)_3^{+2}]$组合,作为发光物质建立**电化学发光免疫分析(electrochemiluminescence immunoassay, ECLIA)**。这是电化学发光(ECL)与免疫反应相结合的一种技术,从 ECL 反应系统来看属于氧化还原类,但标记物发光与一般化学发光的特异性化学发光反应,实际上包括了电化学和化学发光两个过程。所以,ECL 与化学发光(CL)的区别是 ECL 由电启动发光子的发光反应,CL 易受各种因素的影响,而 ECL 反应具特异性强、灵敏性好、精确度高等优点。近年来,由于专用试剂盒和全自动仪器的出现,使 ECLIA 更易推广应用。

四、时间分辨荧光免疫分析(TrFIA)

1. 时间分辨荧光免疫分析原理

其原理和目前的 TrFIA 的主要系统是基于稀土荧光的长寿命和时间分辨技术。由于稀土络合物的荧光寿命比其他荧光物质长得多(>1 000 ns),如果在每次紫外光照射后延迟一段时间,等短寿命荧光基本衰变后再测定稀土络合物的荧光,就可基本消除本底荧光的干扰,大大提高检测的灵敏度和特异性,这就是时间分辨荧光免疫分析的原理。

2. 时间分辨荧光技术(TRF)在核酸杂交分析中的应用

核酸分子杂交是基因诊断中的一项重要技术。它依据核苷酸碱基序列互补、变性和复性的原理,用已知碱基序列的单链核苷酸片断作引物,检测样品中的核酸是否存在与它互补的碱基序列。核酸杂交探针就是一段与被检定的核苷酸序列(靶序列)互补的带标记的单链核苷酸。因为采用稀土离子作标记物,TRF 具有灵敏度高、无放射性危害、标记物稳定、分析速度快和操作简便等优点,是一种理想的非放射性检测方法。

3. TRF 在 PCR 产物检测中的应用

PCR(polymerase chain reaction)即聚合酶链反应,是一种引物引导的特定 DNA 序列的酶扩增技术,又称基因扩增技术。运用 PCR 技术能在体外快速、特异地扩增任何所希望的目的基因或靶 DNA 片段。DNA 探针可使 10^{-12} g(pg)水平的起始物达到 10^{-9} g(ng)的量级,并且操作快速、方便。PCR 的每一周期含有 3 个步骤:① 高温变性,将待扩增的 DNA 解离为单链。② 低温退火,使两种引物分别与特异性靶序列 DNA 片段结合。③ 引物延伸,以靶 DNA 为模板进行复制。TRF 和 PCR 相结合,产生 PCR - TRF,使 PCR 产物的鉴定简便易行。PCR - TRF 也有多种方法,以嵌套式 PCR - TRF 为常用。嵌套式 PCR - TRF 的原理是在扩增特定的靶 DNA 序列之前,先设计两对引物,其中一对为普通引物;另一对引物嵌套在两个引物之间,分别标记有生物素和 Eua^{3+}。DNA 扩增分两步进行,第一步称为 PCR - Ⅰ,以普通引物扩增;第二步称为 PCR - Ⅱ,以 Eua^{3+} 和生物素标记的一对引物对 PCR - Ⅰ的产物进行扩增。第二步 PCR 扩增产物收集在包被有 SA 的微量滴定板中,进行时间分辨荧光检测。PCR - Ⅱ的引物可以有多种标记方式,除了标记 Eua^{3+} 和生物素外,也可能标记半抗原和生物素。待扩增产物结合到固相板上后,加入 SA - Eua^{3+} 再测量荧光,这样可以进一步提高灵敏度。还可以用半抗原和 Eua^{3+} 标记引物,用相应的抗体包被微量滴定板以收集扩增产物。由于 PCR - Ⅰ中非特异性扩增的 DNA 片段在 PCR - Ⅱ中不可能得到进一步的扩增,并且 PCR - Ⅱ中扩增次数少,即使有非特异扩增,也是极微量的。因此,PCR - TRF 特异性强、灵敏度高。除了嵌套式 PCR - TRF 外,还有双标记 PCR 法、时间分辨荧光扫描(TRFS - PCR 直接定量法)等方法。

(周　彦　史进方)

第五节　各种标记免疫分析方法的评价

从 1959 年 Yalow 和 Berson 创建放射免疫分析(RIA)以来,至今已有 50 多年的历史,在这 50 多年的发展过程中已由 RIA 衍生出多种非放射性核素标记免疫分析技术。第一种是以酶标记的免疫分析技术,称为酶标记免疫分析技术(简称酶免);第二种是以发光物质标记的免疫分析技术,称为发光免疫分析技术(简称光免);第三种是受体分析技术;第四种是核酸分析技术。这些不同物质标记的方法,称为标记免疫分析法,它们都有各自的优缺点。现将以上标记免疫分析法评价如下。

一、放射免疫分析(RIA)

放射免疫分析泛指应用放射性核素示踪的免疫分析技术。它的最大的特点是灵敏度高,应用相应的放射线计数仪测定的稳定范围可达 $10^{-9} \sim 10^{-12}$ g 水平(ng~pg 级),比一般生化法灵敏度高 1~2 个数量级,使过去一些无法分析的极微量物质得以精确定量。由于抗原物质提取纯度高,制备的抗体特异性强,在体液复杂的环境下可准确地识别靶抗原,无交叉结合反应,特异性强,保证了测定结果的可靠性。此外,在体外测定的过程简单、安全、迅速,标本用量少,易于规范化,同时应用范围非常广泛,尤其是 IRMA 法的应用,使测定的结果精确度提高,重复性好。放射免疫分析存在的不足之处主要是,自动化程度难以达到规范化,由于有放射性核素^{125}I 标记,会对工作人员和环境产生一定的污染,且核素半衰期短,1 个月后由于标记物脱碘增多,必须进行重新标记,然后再进行测定,否则对结果有一定影响。另外,目前质控受多种因素的影响,难以达到国家规范化要求,对病毒或细菌抗原的标记也存在一定的困难。

二、荧光免疫分析法(FIA)

荧光免疫分析是发展较早的一种标记免疫分析,1958 年 Riggs 成功合成异硫氰酸荧光素,使得这一技术成为简便、稳定和可靠的实用方法。近年来,利用现代化电子和激光技术研制成功的流式细胞仪,更使这一基本方法由原来的固定标本检验扩大为活细胞的分类检测,成为目前应用较为普遍的荧光抗体技术。其基本原理是将合适的荧光素,用化学方法与特异性抗体通过共价键牢固结合,结合的荧光素抗体不仅保留原有的特异反应性,而且具有示踪作用。即当它与特异性抗原结合,可使后者显示荧光。例如,原先在一般组织切片或涂片中难以查见的细菌、病毒或其他抗原成分,若经荧光抗体处理,抗原成分则迅速显示,在荧光显微镜下,可见黑暗的背景中呈现明亮的特异荧光,抗原定位和特异性鉴定可一次完成。荧光免疫分析存在的不足之处是:经荧光染色的标本必须当天镜检,不宜存放,镜下观察时间也不宜太长(特别是紫外激发),因荧光会逐渐消退。标本宜用缓冲甘油和盖玻片封埋,并采用无荧光镜油。荧光显微镜检查必须在通风良好的暗室中进行。透射式照明适于低倍观察,而落射式照明可用于高倍观察。目前该法因操作较为复杂,需要荧光显微镜等设备,且不能定量测定而应用逐渐减少。目前的流式细胞仪为一种崭新的仪器,并由电脑分析记录,该仪器可供做细胞的大小、容积、折射率、黏滞度等检测,以及 DNA、RNA、蛋白质及酶类等的含量分析和 T 细胞亚群检测。但由于仪器价格昂贵,一般只在国内少数较大规模的医院应用于科学研究。流式细胞仪的临床应用正日益受到重视,现正逐步在国内普及。

三、酶联免疫分析法(EIA)

酶联免疫分析技术是以酶标记的抗体或抗原作为主要试剂的免疫检测方法,属于标记免疫技术。酶联免疫分析测定具有高度的特异性和敏感性。几乎所有的可溶性抗原-抗体系统均可以检测,它的最小可测值达纳克(ng)水平。与放射免疫分析相比,酶联免疫分析的优点是标记试剂比较稳定,且无放射性危害。因此酶联免疫分析的临床应用日新月异。目前酶联免疫分析发展很快,除了目前常规应用的 ELISA 双抗体夹心法外,还有享有国内外盛誉的 ABC－ELISA 法(生物素-亲和素 ELISA 法),虽然生物素和亲和素结合不属于免疫反应,但其特异性强、亲和力大,两者一经结合就极为稳定。因此,把生物素和亲和素系统与 ELISA 偶联起来,大大地提高 ELISA 的灵敏度。1981 年 Burnette 建立了酶联免疫电转移印斑法,该法具有高度特异性和敏感性,是一种有效的分析手段。它在蛋白质化学中应用广泛,不仅用于分析抗原组分及其免疫活性,并可以应用于疾病的诊断,此法已作为艾滋病的诊断依据,并试用于其他疾病的诊断。斑点-ELISA (Dot－ELISA)

具有高灵敏度,少于 50~100 ng 的抗原也可出现明显的阳性结果。检测血清抗体时,测得的效价常高于常规的 ELISA 法。酶联免疫分析技术存在的不足是:测定步骤复杂,制备质量较好的试剂比较困难,只有应用符合要求的试剂和进行标准化的操作,才能获得满意的结果。另外,无论做定性还是定量测定,均需在酶标仪上完成。

四、化学发光免疫分析(CLIA)

CLIA 是指应用某种化学物质标记抗体,在反应中加入触发剂后,化学发光物质立即以光子的形式释放出能量。其最大的优点是反应速度快,先进的测定原理和应用技术结合高特异性和高亲和力的抗体试剂,在待测抗原(抗体)极微量或达到其病理极限时,均能准确测定,避免了样本稀释重复测定和交叉污染,且可以常规自动化测定。CLIA 仍存在明显不足之处,即仪器价格昂贵,试剂均需进口,成本高,国内只有在较大的医院才能开展。另一方面还存在信号强度弱、易受干扰、操作烦琐等问题,使 CLIA 难以全面推广应用。

(何浩明　李兰亚)

第六节　聚合酶链反应(PCR)

聚合酶链反应(polymerase chain reaction, PCR)是美国 Cetus 公司人类遗传研究所的年轻科学家 Mullis 等于 1985 年发明的。并于 1993 年获诺贝尔化学奖。它是一种模拟 DNA 体内复制,在 DNA 聚合酶的催化下,在体外进行特定 DNA 片段合成的过程。该技术现在已广泛应用于分子生物学研究的各个领域,如应用于医学实验诊断,并逐步形成分子诊断,主要包括:内源性基因异常的实验诊断,如某些基因调控失常导致的疾病、遗传性疾病、肿瘤等;外源性基因的实验诊断,如对多种病原微生物(细菌、病毒、支原体、衣原体等)的快速、灵敏、准确的检测;进一步地研究外源性基因对内源性基因的病理影响。

PCR 技术是一种在体外由**引物(primers)**介导的对特定 DNA 序列进行酶促快速扩增的方法,此法不通过活细胞,操作简单,在数小时内可使几个拷贝的模板序列乃至一个 DNA 分子扩增到 10^7~10^9 倍,大大提高了靶 DNA 的得率。其基本过程为：合成一对寡核苷酸引物，两条引物分别与模板 DNA 两条链上的一段序列互补。在一定条件下先将模板 DNA 和引物一起加热变性，使其在降温复性（即退火）的过程中，两引物和两条模板按照碱基互补的原理结合，在 DNA 聚合酶的作用下，反应系统中 4 种 dNTP 不断沿引物延伸，形成两条新的互补链。如此反复进行变性、退火、延伸的循环，每一次循环形成的 DNA 链，又充当下一轮的模板，每完成一次循环会使 DNA 产物增加 1 倍，经过 30～40 个循环，少量的基因甚至一个分子的 DNA 的拷贝数可以扩增到 10^6 以上，灵敏度极高。

　　PCR 的自动循环参数中，最关键的是变性和退火的温度。变性温度是决定双链 DNA 的关键温度，可产生单链 DNA 模板，启动 PCR 过程，变性温度低则变性不完全，DNA 双链会很快复性而减少产量。一般选用 90℃～95℃，变性只需几秒钟。退火温度决定 PCR 的特异性与产量，温度高特异性强，温度低产量高，但温度过低可造成引物与模板错位，使非特异性产物增加。引物延伸温度的选择一般取决于 Tag DNA 聚合酶的最适温度，一般取 70℃～75℃，在 72℃时催化核苷酸的标准速度可达 35～100 个核苷酸/s，每分钟可延伸 1 kb 的长度，其速度取决于缓冲液的组成、pH 值，盐离子浓度与 DNA 模板的性质。

　　PCR 技术发展相当快，目前已有 20 多种。如套式 PCR（二次 PCR）：即应用内引物对外引物的扩增片段进行再次扩增，相当于对第一次 PCR 产物的转印杂交，以提高敏感度和特异性。复合 PCR：应用多对引物在一管内对同一模板的不同区域或不同模板同时扩增，可同时检测多个突变或病原体。定量 PCR：将内参数模板（已知量）与靶模板用同一对引物进行同时扩增，通过凝胶电泳分析区分两模板扩增产物，通过光密度或引物标记的显示对扩增产物进行定量测定。定量 PCR 可对染色体基因或病原体感染剂量进行定量。免疫 PCR：免疫 PCR 指将检测抗原抗体的酶联免疫检测方法和 PCR 结合起来用于检测体内一些含量甚微的抗原。Sano 等发明了一种新的免疫 PCR 检测系统。该系统的标志物不是酶而是一段 DNA 分子，显示系统不是底物显色而是扩增产物电泳。其核心是用一个连接分子把待扩增 DNA 分子标记物与抗体连接起来，形成抗体—连接物—DNA 复合物。该复合物中的抗体分子与待测抗原结合后，用适当引物 PCR 扩增，扩增产物的量可以反映抗原的量。免疫 PCR 的优越性在于特异性强、灵敏度高、操作简单，可以检测含量极微的抗原分子，如某些激素、肿瘤抗原等。

（温江涛　姚永良）

第四章 脑脊液检查在神经系统疾病诊断中的应用

第一节 神经系统疾病脑脊液常规检查及其临床意义

一、外观检查：脑脊液(CSF)

正常参考值：无色透明。在病理状态下如棕色或黑色 CSF 见于中枢神经系统疾病，尤其是脑膜的黑色素肉瘤病或黑色素瘤；绿色混浊 CSF 见于绿脓杆菌脑膜炎或急性肺炎球菌脑膜炎等；米汤样混浊 CSF 见于脑膜炎双球菌性脑膜炎。

二、细胞计数

正常参考值：成人：$(0～8)×10^6/L$；儿童：$(0～15)×10^6/L$；新生儿：$(0～30)×10^6/L$。

临床意义：CSF 计数在 $0～100$ 个/μl 之间为轻到中度增加，见于脑炎、脑脊髓膜炎、无菌性脑膜炎、中枢神经系统梅毒以及化脓性或结核性脑膜炎的早期或恢复期。细胞计数在 $0～500$ 个/μl 之间常见于细菌性、结核性、病毒性、梅毒性脑膜炎及各种类型的脑炎。细胞计数在 500 个/μl 以上，甚至超过 $1\,000$ 个/μl 以上者，见于各种类型的化脓性脑膜炎。

三、蛋白定性试验

正常参考值：阴性。

临床意义：化脓性脑膜炎、结核性脑膜炎、急性感染性多发性神经根神经炎和脊髓蛛网膜下腔阻塞时，可使蛋白升高。

四、葡萄糖半定量试验

正常参考值：1～5管或2～5管阳性。

临床意义：糖含量降低见于结核性脑膜炎、单纯疱疹性脑膜炎、梅毒、化脓性脑膜炎、真菌性脑膜炎、癌性脑膜炎等。

第二节　神经系统疾病脑脊液生化检查及其临床意义

一、CSF 蛋白定量

正常 CSF 蛋白含量在蛛网膜下腔为 150～400 mg/L，新生儿为 1 g/L，早产儿可高达 2 g/L。蛋白增高多与细胞增多同时发生，见于各种中枢神经系统感染。也可仅有蛋白增高而白细胞计数正常或略多，称为"蛋白—细胞分离"，多见于颅内及脊髓肿瘤、椎管梗阻、急性感染性多发性神经炎、甲亢、糖尿病和铅、汞等金属中毒等。

临床意义：

CSF 蛋白增高见于下列疾病：

（1）感染性疾病：化脓性和结核性脑膜炎（CSF 蛋白可高达 10 g/L）。

（2）中枢神经系统出血性疾病。

（3）中枢神经系统缺血性疾病。

（4）脑脊液循环梗阻性疾病。

（5）中毒性脑病。

（6）中枢神经系统恶性肿瘤及转移癌。

（7）其他：慢性酒精中毒、急性吉雷-巴兰综合征等。

CSF 蛋白减少见于下列疾病：

（1）良性颅内压增高。

（2）大量释放脑脊液后。

（3）甲状腺功能亢进。

二、CSF 糖定量

正常含量为 450～750 mg/L,约为血糖值的 1/2～2/3 左右。糖量降低见于细菌性或隐球菌性脑膜炎、恶性脑肿瘤等,系因糖的酵解加速之故。糖量增高见于血糖含量增高（故应同时查血糖量核对）以及中枢系统病毒感染、脑外伤、后颅凹及Ⅲ脑室底部肿瘤和高热等,以上均与血脑屏障通透性增高有关。糖量降低见于化脓性脑膜炎、结核性脑膜炎、真菌性脑膜炎、流行性脑脊膜炎、脑脓肿、梅毒性脑膜炎、脑瘤等。显著降低见于急性化脓性脑膜炎,中度降低见于结核性脑膜炎,轻度降低见于真菌性脑膜炎。而病毒性脑膜炎脑脊液糖量多为正常。

三、CSF 氯化物

正常含量为 7.2～7.5 g/L,较血液氯化物含量 5.7～6.2 g/L 为高。在细菌性（特别是结核性）和真菌性脑膜炎时血液氯化物含量减少。血液氯化物含量在尿毒症、脱水时增高。

（周　彦　金文涛）

第三节　神经系统疾病的脑脊液各类
蛋白质测定及其临床意义

一、白蛋白

正常参考值：成人：腰池 150～450 mg/L,小脑延髓池 150～250 mg/L,脑室内 50～150 mg/L；新生儿：400～1200 mg/L；老年人：300～600 mg/L。

临床意义：CSF 蛋白质含量增高可提示不同类型的中枢神经系统疾病,各类中枢神经疾病的 CSF 蛋白质含量（mg/L）：细菌性脑膜炎 800～5 000；隐球菌性脑膜炎 250～2 000；病毒性脑膜炎 300～1 000；脑炎 150～1 000；肿瘤 150～2 000

(常正常);脊髓肿瘤 1 000～2 000;脑出血 300～1 500;神经梅毒 500～1 500;多发性硬化症 250～500;结核性脑膜炎 500～3 000;脑脓肿 200～1 200;脊髓病后炎症反应轻度增加。

二、β₂微球蛋白(β_2-m)

正常参考值：CSF 1.16～1.38 mg/L。

临床意义：CSF 中 β_2-m 可用于预报中枢神经系统白血病和淋巴瘤的复发。中枢神经系统白血病和淋巴瘤复发者 CSF 的 β_2-m 的改变较细胞学诊断早 4～8 周,其 β_2-m 水平升高显著;白血病和淋巴瘤累及中枢神经系统时,CSF 的 β_2-m 明显高于未受累者,经化疗后,β_2-m 水平随症状体征消失而恢复正常,故 β_2-m 可作为中枢神经系统是否受累的诊断依据和疗效监测指标。中枢神经系统感染时,CSF 的 β_2-m 增高,细菌性较病毒性升高明显,结核性较化脓性升高更加明显,故在病原体检出困难,CSF 常规检查不典型时,CSF 的 β_2-m 检查对诊断有参考价值。急性脑梗死患者 CSF 的 β_2-m 明显增高,有严重偏瘫的大面积梗死患者升高更显著,经治疗后 β_2-m 下降;故 β_2-m 测定对本病的病情判断和疗效观察有参考价值。

三、脑脊液 CRP

正常参考值：成人：0.42～5.2 $\mu g/ml$;新生儿：0.1～0.6 $\mu g/ml$;幼儿：0.15～1.6 $\mu g/ml$;学龄儿童：0.17～2.2 $\mu g/ml$;孕妇可达 4.4～46.8 $\mu g/ml$。

临床意义：

(1) 化脓性或结核性脑膜炎时,脑脊液和血清中 CRP 的含量相当高。

(2) 浆液性脑膜炎或脑炎时,CRP 有时仅见于 CSF 中增高。

(3) 中枢神经系统炎症患者急性期增加,至恢复期消失。

四、脑脊液铁蛋白

脑脊液中**铁蛋白(ferritin)**升高见于绝大多数炎症和转移性肿瘤,而非转移性肿瘤和非炎症性中枢神经系统疾病不升高。CSF 中铁蛋白水平是反映脑肿瘤和炎症性疾病的灵敏指标,但特异性较低。化脓性脑膜炎脑脊液铁蛋白含量明显增高

［(177.1±97.7)μg/L］，病毒性脑膜炎的含量仅(10.04±4.4)μg/L，可作为两者鉴别的首选项目。

五、β 淀粉样蛋白(Aβ)及其前体(APP)

Aβ 是阿尔茨海默病(AD)患者脑组织中老年斑的主要成分。分子质量为 4.2 kD。20 世纪 90 年代初有人将**淀粉样蛋白前体(amyloid protein precursor, APP)**作为 AD 标志物加以研究，发现 AD 患者 APP 水平比健康对照组以及非 AD 痴呆组低 3.5 倍。在遗传型 AD(早发型 AD)中也有类似发现。Nakamura 在临床对比研究中发现，14 例早发型 AD 患者(平均 59 岁)CSF 中 Aβ 水平明显增高［(4.14± 1.37)nmol/L］，而晚发型(平均 79 岁)24 例为(3.17±1.15)nmol/L。后者与对照组 ［(2.33±1.29)nmol/L］无显著性差异。认为 Aβ 水平似与早发型 AD 相关。

六、神经元丝蛋白 (NTP)

正常参考值：(1.27±0.06)μg/L。

临床意义：AD 患者 CSF 中神经元丝蛋白含量明显增多。

七、微管相关蛋白(tau 蛋白)

正常参考值：(51.1±7.3)ng/L。

临床意义：tau 蛋白存在于正常脑组织神经元轴突中，参与微管交联，又称微管相关 tau 蛋白。CSF 中 tau 蛋白可能来自死亡的或退化变性的神经细胞。AD 患者 CSF 中 tau 蛋白水平显著升高，约为健康对照组及其他神经系统疾病对照组的 2 倍。tau 蛋白水平在整个疾病过程中保持高水平，并且与病人的年龄、痴呆程度无关。Arai 等的研究表明，检测 CSF 中 tau 蛋白对 AD 的诊断特异性为 95%，灵敏度为 91.2%。

八、14-3-3 脑蛋白

正常参考值：定性检测正常为阴性。

临床意义：在神经系统变性病及急性脑损伤时可明显升高。14-3-3 脑蛋白大量存在于正常人脑组织中,而不存在于正常人或亚急性海绵状脑病(CJD)病人的血浆中。分子质量约为 30 kD。Hsichg 等对诊断为亚急性海绵状脑病(CJD)病人的 71 份 CSF 进行检测。发现 68 例(96%)14-3-3 脑蛋白呈阳性反应,而 94 例患者有其他痴呆疾病的病人中有 4 例呈阳性,且进一步排除其中 3 例为收集 CSF 标本前 1 个月内患急性脑梗死者后,仅 1 例(1%)发现呈阳性。此例患者为临床拟诊为老年性痴呆(AD)。在检查 66 例患有其他中枢神经系统疾病病人的 CSF 后发现 18 例阳性。这 18 例分别为急性病毒性脑炎、1 个月内曾发生脑梗死、蛛网膜下腔出血、Rett 氏综合征等。其中 11 例为病毒性脑炎(共 12 例),而全部 4 例急性脑梗死病人均呈阳性。但 10 例患多灶性脑梗死性痴呆的病人未发现有 14-3-3 脑蛋白存在。这一研究提示,检测 14-3-3 脑蛋白对 CJD 总的敏感性为 96%、特异性为 88%。Zerr 在一项前瞻性病例对照研究中发现,检测 14-3-3 脑蛋白对于 CJD 的阳性预计值为 94.7%,阴性预计值为 92.4%。

九、CSF 层粘蛋白(LN)

正常参考值:(27.7±18.2)μg/L。

临床意义:增高见于脑瘤、脑膜炎、脑积水等疾病。各种脑膜炎 CSFLN 可轻度增高,但显著低于脑的恶性肿瘤。因此 CSFLN 可作为中枢神经系统良、恶性肿瘤鉴别的重要诊断指标。

十、纤维连接蛋白

正常参考值:(3.0±1.6)mg/L。

临床意义:多数中枢神经系统肿瘤、细菌性脑膜炎(肺炎链球菌、脑膜奈瑟氏菌、嗜血流感菌、动物表皮链球菌、猪链球菌、粪链球菌等感染)、白血病与中枢神经系统的白血病等 CSF 中含量增高;降低可见于多发性硬化症、病毒性脑膜炎等。

十一、载脂蛋白 E(ApoE)

正常参考值:CSF 中的 ApoE 由脑星形胶质细胞和小胶质细胞合成,浓度约为血浆中的 1/10[CSF 中 ApoE 浓度的正常值为(0.52±0.16)g/L],是 CSF 中的主要载脂蛋白,且具有独立的调节机制,主要通过与 LDL 受体相关蛋白或 LDL 及相关的 VLDL 受体结合机制进入神经元细胞。

临床意义:大量文献报道,CSF ApoE 在颅脑外伤后有脑保护作用,并且 CSF 中 ApoE 浓度与患者病情及预后密切相关。ApoE 在中枢神经系统最重要的功能就是调节神经组织的修复、塑形和保护。在突触修复、塑形和重建过程中,必须依靠 ApoE 才能动员大量的胆固醇和磷脂来完成这一过程,调控脂质和胆固醇的分布,对受损神经元维持其树突的可塑性至关重要,可维持脑环境中的胆固醇平衡。在外周神经损坏修复过程中,能以亚型特异的方式影响神经元的生长,参与髓鞘脂代谢及神经损伤的修复。此外,还参与调节中枢神经系统微管结构和细胞骨架的重建,还可能参与神经系统损伤修复过程中各种细胞因子以及细胞间质蛋白的调节作用。

十二、铜蓝蛋白(CP)

正常参考值:(1.08 ± 0.56)mg/L。

临床意义:铜蓝蛋白(CP)是一种急性时相反应蛋白,其抗氧化活力可以阻止组织中脂质过氧化物和自由基的生成。炎症组和肿瘤组 CSF 中 CP 含量升高显著。当肿瘤手术后或炎症治疗好转后,则 CP 含量下降,甚至正常。在脑膜炎性改变中,以化脓性脑膜炎组 CSF 中 CP 升高尤为显著,其值与病毒性和结核性脑膜炎组比较,均呈现高度显著性差异。故 CSF 中 CP 测定可用于鉴别化脓性脑膜炎和其他类型脑膜炎,亦可用于鉴别脑肿瘤与白血病或其他脑出血性疾病。

十三、髓鞘碱性蛋白(MBP)

正常参考值:比色法:$0\sim4\ \mu g/L$。

临床意义:

(1) 正常 CSF 中髓鞘碱性蛋白(MBP)含量极微,MBP 中的脂质与蛋白质含量分别占 70% 与 30%。检测其在 CSF 中的含量,对脱髓鞘病的诊断及探索其病因有一定价值。

(2) MBP 增高主要见于多发性硬化症。多发性硬化症的急性期都表现为 MBP 明显增高,慢性活动者,约 50% 有 MBP 升高,但非活动者不增高。此外,MBP 增高也可见于其他脱髓鞘病,如横贯性脊髓炎合并系统性红斑狼疮、脑桥中心髓质溶解症及甲氨蝶呤髓病等。

（3）结合 CSF 中酶学及 IgG 测定，可提高对多发性硬化症的诊断以及病程、疗效等的观察。

十四、S100 蛋白

S100 蛋白的基因定位于染色体 lq21，由 Moore 于 1965 年在牛脑中发现，它是一种分子质量为 21 kD 的酸性钙结合蛋白，因其可溶解在 pH 7.0 的 100％饱和硫酸铵溶液而得名。S100b 是 S100 家族中在脑内主要的和最具有活性的成员，约 96％的存在于脑内，因此被认为是脑内特异蛋白，占脑可溶性蛋白总量的 0.1％～0.2％，以高浓度特异性地存在于中枢神经系统的神经胶质细胞、星形细胞、树突胶质细胞、小胶质细胞、大胶质细胞以及前部垂体细胞和郎罕细胞，脑干的大部分感觉神经和小脑的小脑核也有明显的分布。S100b 常在胞浆中，通过旁分泌和自分泌到达胞外。S100b 蛋白有广泛的生物学活性，生理浓度水平下发挥多种重要的生理功能；过量则诱导细胞凋亡，甚至坏死，高浓度（mM）S100b 蛋白能通过一氧化氮依赖途径诱导神经元细胞死亡，而低浓度（μM）S100b 蛋白能调节神经元细胞的生长、分化和代谢，在损伤后神经细胞的再生与修复过程中发挥重要作用。这种双重作用依赖于神经损后 S100b 的浓度和恢复正常的时间。正常人 CSF 中存在少量 S100b 蛋白，此为细胞内外的钙离子调节所必须，以 CSF 中 S100b 蛋白含量≥0.2 μg/L 为分界值时，吉兰-巴雷综合征（GBS）患者 CSF 中 S100b 蛋白含量较其他神经系统疾病显著升高，提示 S100b 或许参与了 GBS 的致病过程。

十五、CSF 蛋白电泳

正常参考值：滤纸法　白蛋白：0.55～0.69(55％～69％)；球蛋白 α_1：0.03～0.08(3％～8％)；α_2：0.04～0.09(4％～9％)；β：0.10～0.18(10％～18％)；γ：0.04～0.13(4％～13％)。

临床意义：

（1）白蛋白升高：椎管梗阻，脑肿瘤，部分血管性疾病。

（2）α_1 球蛋白：① 升高：脑部感染，急性细菌性脑膜炎，脊髓灰质炎。② 降低：脑外伤急性期。

（3）α_2 球蛋白升高：脑部转移瘤，癌性脑膜炎，胶质瘤，桥脑小脑角肿瘤。

（4）β 球蛋白升高：多发性硬化症，亚急性硬化性全脑炎，震颤麻痹，脑萎缩，阿尔茨海默病，手足徐动症，肌萎缩侧索硬化症，多发性神经根炎，面神经麻痹，糖尿病性周围神经炎，脑瘤（胶质瘤），癫痫，假性脑瘤等。

（5）γ 球蛋白升高：多发性硬化症，亚急性硬化性全脑炎，病毒性脑炎，脑脓肿，多发性神经根炎，酒精中毒性周围神经炎，浆细胞瘤，胶质瘤，桥脑小脑角肿瘤，脑外伤，结节病，血清 γ 球蛋白增高（肝硬化，结缔组织疾病，多发性骨髓瘤）等。

十六、脑脊液免疫球蛋白

正常参考值：IgG：$10\sim40$ mg/L；IgM：$0\sim13$ mg/L；IgA：$0\sim6$ mg/L。

临床意义：

（1）脑脊液免疫球蛋白增高：① IgG 增高见于亚急性硬化性全脑类、多发性硬化症、急性化脓性脑膜炎、结核性脑膜炎、种痘后脑炎、麻疹脑炎、神经梅毒、急性病毒性脑膜炎、脊髓腔梗阻等。② IgA 增高见于脑血管病，脑变性疾病。Jacob-Greutzfeldt 病、化脓性或结核性脑膜炎、神经梅毒等。③ IgM 增高提示有中枢神经系统感染，如 >30 mg/L 表示为细菌性脑膜炎而非病毒性脑膜炎。多发性硬化症、脑肿瘤、血管通透性改变、锥虫病等亦可增高。

IgM 明显增高是急性化脓性脑膜炎的特点，可达 (43.0 ± 38.0) mg/L。IgM 轻度增高，是急性病毒性脑膜炎的特征，IgM 一般为 (5.0 ± 5.8) mg/L，若 IgM >30 mg/L，可排除病毒感染的可能。

各种类型的急性脑膜炎 IgA 和 IgG 水平均增高，而病毒性脑膜炎不如细菌性脑膜炎增高明显。IgA 的增高，在结核性脑膜炎较化脓性脑膜炎显著。

（2）脑脊液免疫球蛋白减低：① IgG 减低见于癫痫、脑变性疾病等。② IgA 减低见于支原体脑脊髓膜炎、癫痫及小脑性共济失调。

十七、寡克隆区带(oligoclonal bands, OB)检测(γ 球蛋白定性试验)

CSF 中 γ 球蛋白升高时，须做蛋白电泳明确其蛋白组分特点。此时 γ 球蛋白可能出现一个不连续的条带，是神经系统合成免疫球蛋白的标志，称寡克隆带(OB)，OB 阳性带对多发性硬化的诊断有重要价值。

十八、脑脊液 24 h IgG 合成率

正常参考值：(−9.9～+3.3)mg/24 h。

临床意义：CSF‐IgG 由 B 细胞分泌，24 h 内合成率增高见于多发性硬化及其他导致中枢神经系统鞘内 IgG 合成增加的疾病，尤其对多发性硬化的诊断意义最大。

（何浩明　周　彦）

第四节　神经系统疾病脑脊液糖类及其代谢产物测定及其临床意义

一、葡萄糖

正常参考值：婴儿：3.9～5.0 mmol/L；儿童：2.8～4.5 mmol/L；成人：3.6～4.5 mmol/L。

临床意义：

(1) 减低：① 脑部细菌性或霉菌性感染：急性化脓性脑膜炎、结核性脑膜炎、隐球菌性脑膜炎。② 脑寄生虫病：脑囊虫病、锥虫病、血吸虫病、肺吸虫病、弓形虫病等。③ 脑膜肿瘤：弥散性脑膜肿瘤浸润时减低，甚至消失，淋巴瘤、神经胶质瘤、白血病、黑色素瘤，胃、肺、乳腺和胰腺癌转移至脑膜时也可使 CSF 葡萄糖减低。④ 低血糖：低血糖性昏迷，胰岛素过量。⑤ 神经梅毒：梅毒性脑膜炎和麻痹性痴呆。

(2) 增高：① 脑或蛛网膜下腔出血：因血液进入脑脊液，损害丘脑下部，影响碳水化合物代谢。② 丘脑下部损害：急性颅脑外伤、一氧化碳中毒、缺氧性脑病、感染中毒性脑病、脑炎、脑出血(尤其是脑室出血)、弥漫性脑软化等。③ 急性颅脑外伤和中毒等影响脑干。④ 糖尿病或静脉注射葡萄糖后、精神分裂症等。⑤ 早产儿和新生儿。急性化脓性脑膜炎，CSF 中葡萄糖早期减低最为明显，甚至测不出来，结核性脑膜炎、隐球菌性脑膜炎的 CSF 中葡萄糖降低多发生在中、晚期，且葡萄糖含量越低预后越差，病毒性脑膜炎时 CSF 中葡萄糖多为正常。

二、乳酸

正常参考值：1.0～2.8 mmol/L。

临床意义：CSF乳酸含量增高常见于化脓性脑膜炎、结核性脑膜炎、脑血流量明显减少、低碳酸血症、脑积水、癫痫大发作或持续状态、脑脓肿、急性脑梗死、脑死亡等。

（金文涛　徐晓文）

第五节　神经系统疾病脑脊液酶类测定及其临床意义

一、神经元特异性烯醇化酶(NSE)

脑脊液正常参考值：$(3.39\pm0.91)\mu g/L$。

颅脑损伤越严重，血清和CSF中NSE水平越高，高NSE浓度者预后差，CSF中NSE水平是评估颅脑损伤临床预后的重要指标之一。颅脑损伤患者伤后血清、CSF中NSE的变化，显示不同类型颅脑损伤患者之间血清、CSF中NSE存在组间总变异。颅脑损伤后随病情的好转，临床症状的减轻，患者血清、CSF中NSE浓度逐渐降低。伤情越重，NSE的水平越高，持续时间也越长，若有继发性脑损害血清NSE水平可能再次升高。

二、肌酸激酶及其脑型同工酶(CK)

正常参考值：正常CSF中CK活性尚不及血浆CK活性的1/50，主要是CK-BB同工酶。CK-BB在脑和脊髓内含量最高，且均匀分布，故称脑型同工酶。

临床意义：各种原因引起的缺氧性神经系统疾病，缺氧后48～72 h脑脊液CK-BB活性升高。因此，测定脑脊液中肌酸激酶有助于了解脑组织的破坏和细胞通透性的改变。CSF中CK对脑膜炎性质的鉴别诊断有一定临床意义，化脓性脑膜炎增高最明显；其次是结核性脑膜炎，病毒性脑膜炎仅轻度升高。脑挫伤病人CSF CK-BB活性是确诊脑外伤的可信指标。

三、天门冬氨酸氨基转移酶(AST)和乳酸脱氢酶(LDH)

正常参考值：AST：约为血清酶活性的 1/2；乳酸脱氢酶(LDH)：约为血清酶活性的 1/10。血清 AST 正常值为 8～28 U(比色法)；血清 LDH 正常值为 225～540 U(比色法)。

临床意义：

(1) ALT、AST 活性增高：常见于脑梗死、脑萎缩、急性颅脑损伤、中毒性脑病及中枢神经系统转移癌等。

(2) LDH 活性增高：常见于细菌性脑膜炎、脑血管病、脑瘤及脱髓鞘病等有脑组织坏死时。

四、磷酸己糖异构酶(PHI)

CSF 中白细胞代谢增加，糖酵解加速，PHI 活性增加，细菌性炎症致白细胞破坏亦释放该酶。

五、谷氨酸脱羧酶(GAD)

癫痫患者可引起脑缺氧，使细胞膜通透性增加，因而从突触部渗出到细胞间液和 CSF 的 GAD 也增加。

六、腺苷脱氨酶(ADA)

正常参考值：0～4 U/L。

临床意义：结核性脑膜炎时增高，因明显增高于其他性质的脑膜炎，可用于结核性脑膜炎的鉴别诊断。

七、α1-抗胰蛋白酶(α1-Anti-trypsin)

化脓性脑膜炎、结核性脑膜炎、病毒性脑膜炎、脑膜白血病等疾病中增高。

八、醛缩酶(ALD)连续监测法

正常参考值：0～10 U/L。

临床意义：

(1) CSF 中醛缩酶(ALD)活性增加主要见于颅脑外伤和有些中枢神经系统疾患，如(GM2 神经节苷脂储积症变异型 B 家族性黑蒙性痴呆)、重型颅脑外伤伴长期昏迷、急性脑膜炎、脑积水、神经梅毒、多发性硬化症以及脑瘤等。

(2) 结合 CSF 中其他酶类测定及蛋白电泳，有助于对上述疾病的诊断、病程观察及预后判断。

九、溶菌酶(Lysozyme)

正常参考值：<0.1 μg/ml。

临床意义：化脓性脑膜炎、脑瘤或血脑屏障破坏时，CSF 中溶菌酶活性可增高，但不如结核性脑膜炎增高明显。病毒性脑炎很少，因此，测溶菌酶对细菌性和病毒性脑膜炎鉴别及预后判断有重要的价值。有些细菌性脑膜炎患者入院前已使用过抗生素，以致掩盖 CSF 细胞和生化的改变，细菌培养阴性，但患者溶菌酶则仍可增高，因此认为测定脑脊液溶菌酶是一种细菌感染的可靠辅助诊断方法。

十、胆碱酯酶(CHE)

正常参考值：比色法：0.5～1.3 U。

临床意义：当血脑屏障破坏时，PchE 和 AchE 活性增高；头部外伤、脑膜炎、脊髓灰质炎时 PchE 增高，而 AchE 活性减低。多发性硬化症时 AchE 显著增高，弥漫性硬化症、重症肌无力、恶性脑瘤、脑挫伤和格林-巴利综合征时也可增高。

十一、腺苷酸激酶(AK)

恶性脑瘤、脑膜炎等疾病时增加。

诊断神经系统疾病时脑脊液酶学指标选择如表 4-1 所示。

表 4-1　诊断神经系统疾病时脑脊液酶学指标的选择

疾 病 名 称	脑 脊 液 酶
细菌性与病毒性脑膜炎的鉴别	乳酸脱氢酶及其同工酶、溶菌酶、腺苷酸激酶
结核性脑膜炎	溶菌酶、腺苷脱氨酶
细菌性脑膜炎的预后	肌酸激酶同工酶
外伤性、缺血性或血管性脑损伤	神经元特异性烯醇化酶、肌酸激酶同工酶、天门冬氨酸转移酶
脑损伤后	神经元特异性烯醇化酶
原发性或继发性脑恶性肿瘤	脱氧腺苷酸激酶、肌酸激酶同工酶、神经特异性烯醇化酶、腺苷酸激酶
软脑膜继发性肿瘤	乳酸脱氢酶同工酶

（周　彦　温江涛）

第六节　神经系统疾病脑脊液细胞因子测定及其临床意义

一、肿瘤坏死因子

正常参考值：(0.95 ± 0.26)ng/ml。

临床意义：颅内感染时增加,脑梗死、颅内感染时常增加。

二、白细胞介素-1

正常参考值：$(5.0\pm1.5)\mu$g/L。

临床意义：颅内感染或疾病时增加,脑梗死、脑出血等也常增高。

三、可溶性白细胞介素-2受体

正常参考值：$(2\,612.7\pm33.5)$U/L。

临床意义：颅内感染或疾病时增加,恶性肿瘤、脑肿瘤、自身免疫性疾病常增高。

四、白细胞介素-6

正常参考值：(0.08±5.1)pg/ml。

临床意义：颅内感染时增加,急性炎症、重度感染、脑梗死等患者。

五、白细胞介素-8

正常参考值：(0.95±0.02)ng/ml。

临床意义：颅内感染时增加,重度感染、脑梗死、类风湿性关节炎等疾病常显著增高。

六、白细胞介素-10

正常参考值：(30.2±5.4)μg/L。

临床意义：颅内感染时增加,SLE、糖尿病、急性感染时常增高。

七、集落刺激因子

正常参考值：(0.45±0.13)μg/L。

临床意义：化脓性脑膜炎病人阳性率高于病毒性脑膜炎病人,脑梗死、急性感染、TB 活动期常增高。

八、γ-干扰素

正常参考值：(10.5±3.5)pg/ml。

临床意义：病毒感染急性期比恢复期要高。恶性肿瘤、感染性疾病常增高。

九、转化生长因子β_1

正常参考值：(55.6±7.5)ng/ml。

　　临床意义：出血后脑积水早产儿脑脊液中血管内皮生长因子和转移生长因子表达增高。恶性肿瘤、急性炎症常增高。

（金文涛　何浩明）

第七节　神经系统疾病脑脊液神经肽测定及其临床意义

一、生长激素

　　正常参考值：(0.82±0.26)mg/L。

　　临床意义：脑出血、脑血栓患者含量常升高。

二、生长抑素

　　正常参考值：小儿：(141.63±8.77)pg/ml（与性别、年龄因素无关）。

　　临床意义：脑实质损害如脑肿瘤、脑血管病急性期 CSF 中浓度升高；急性脑梗死者的水平下降。

三、β-内啡肽

　　正常参考值：(46.19±1.41)pg/ml。

　　临床意义：急性中枢神经系统损伤、脑栓塞、缺血性中风、单侧大脑中动脉闭塞性脑栓塞发病 40 h 可明显升高，其中脑梗死病情严重者、梗死面积大多明显升高，其中脑梗死病情严重者、梗死面积大及多发梗死者 β-EP 含量增高。

四、P 物质

　　正常参考值：(485.44±198.01)pmol/L。

　　临床意义：缺血性脑血管疾病急性期、出血性脑血管疾病含量升高，脑外伤在 24 h 后开始升高。脑栓塞急性期可降低。

五、神经降压肽

正常参考值：(20.91±12.9)ng/L。

临床意义：升高：偏头痛、精神分裂症治疗后、脑出血患者含量常增高。

六、降钙素基因相关肽

正常参考值：(45±9)pg/ml。

临床意义：异常结果：升高：出血性脑血管病、缺血性脑血管病。

七、血管活性肠肽

正常参考值：(57.7±2.8)pg/ml。

临床意义：急性期缺血性脑血管疾病、脑梗死等 CSF 中 VIP 水平降低。

八、神经肽

正常参考值：(1 083.7±245.8)pg/ml。

临床意义：明显升高：出血性脑血管病即脑出血、蛛网膜下腔出血。

九、心房利钠肽

正常参考值：(301.54±79.61)ng/L。

临床意义：急性颅脑损伤、急性炎症感染等疾病时常增高。

十、内皮素

正常参考值：(16.06±3.5)ng/L。

临床意义：脑梗死患者在发病初期 CSF 中内皮素的水平开始升高,在第 3 d 达到高峰,30 d 后恢复正常水平。糖尿病肾病、高血压等疾病时含量均可升高。

十一、脑啡肽

正常参考值：(86.08±4.36)ng/L。

临床意义：升高：脑出血、脑血栓形成、帕金森病、癫痫。

十二、强啡肽

正常参考值：(4.66±0.36)pg/ml。

临床意义：脑梗死时可见下降(病情严重、梗死面积大、多发性梗死者 DynA1～13 降低幅度愈大)。脑出血、蛛网膜下腔出血患者含量常升高。

十三、催产素

正常参考值：(5.0±2.9)ng/L。

临床意义：严重痴呆病人 CSF 中 OT 含量增高明显，脑梗死患者、垂体瘤患者含量升高显著。

十四、多巴胺受体

正常参考值：(0.51±0.12)pg/ml。

临床意义：持续性植物状态患者的 CSF 中多巴胺含量显著降低。

（温江涛　滕士阶）

第五章 神经影像学检查

第一节 头颅平片和脊柱 X 线平片

由于 X 线摄片价格便宜,对头颅骨、脊椎疾病的诊断价值较大,因此,目前仍不失为神经系统基本的检查手段之一。近几年产生了计算机 X 线摄影和数字 X 线摄影,大大提高了图像清晰度、对比度以及信息的数字化程度。

一、头颅 X 线检查

头颅平片包括正位和侧位。还可有颅底、内听道、视神经孔、舌下神经孔及蝶鞍像等特殊部位摄片。头颅平片主要观察颅骨的厚度、密度及各部位结构、颅缝的状态、颅底的裂和孔、蝶鞍及颅内钙化灶等。

二、脊柱 X 线检查

脊柱 X 线检查主要观察脊柱的生理弯曲、椎体有无发育异常、骨质破坏、骨折、脱位、变形或骨质增生、椎弓根形态及椎弓根间距有无变化、椎间孔有无扩大、椎间隙有无狭窄、椎板及棘突有无破裂或脊柱裂、脊椎横突有无破坏、椎旁有无软组织阴影等。通常包括前后位、侧位和斜位。

(何浩明 李兰亚)

第二节 数字减影血管造影

数字减影血管造影(digital substraction angiography, DSA)是将传统的血管造

影与电子计算机相结合而衍生的新型技术,具有重要的实用价值,尤其在脑血管疾病的诊断和治疗方面。其原理是将 X 线投照人体所得到的光学图像。经影像增强视频扫描及数模转换,最终经数字化处理后,骨骼、脑组织等影像被减影除去,而充盈造影剂的血管图像保留,产生实时动态的血管图像。

一、全脑血管造影术

全脑血管造影是经肱动脉或股动脉插管,在颈总动脉和椎动脉注入含碘造影剂(泛影葡胺等),然后在动脉期、毛细血管期和静脉期分别摄片,造影剂可显示颅内动脉、毛细血管和静脉的形态、分布和位置。

1. 适应证

颅内外血管性病变。例如动脉狭窄、动脉瘤、动静脉畸形、颅内静脉系统血栓形成等;自发性脑内血肿或蛛网膜下腔出血病因检查;观察颅内占位性病变的血供与邻近血管的关系及某些肿瘤的定性。

2. 禁忌证

碘过敏者(需经过脱敏治疗后进行,或使用不含碘的造影剂);有严重出血倾向或出血性疾病者;严重心、肝或肾功能不全者;脑疝晚期、脑干功能衰竭者。

二、脊髓血管造影术

1. 适应证

脊髓血管性病变;部分脑蛛网膜下腔出血而脑血管造影阴性者;了解脊髓肿瘤与血管的关系;脊髓富血性肿瘤的术前栓塞。

2. 禁忌证

碘过敏者;有严重出血倾向或出血性疾病者;严重心、肝或肾功能不全者;严重高血压或动脉粥样硬化患者。

三、正常脑血管 DSA 表现

常规脑血管造影常根据颅骨的自然标志来描述脑血管形态及走向,数字减影血管造影(DSA)已将颅骨及软组织影减去,仅显示脑血管影像。描述血管影像通常人为地将每条血管分成若干段;DSA被认为是血管成像的金标准,但其费用较昂贵,为有创性检查,有放射性辐射。DSA和其他血管成像技术如CT血管成像(CTA)、MR血管成像(MRA)具有一定的互补性。

(周 彦 陈维忠)

第三节 电子计算机断层扫描

电子计算机断层扫描(computed tomography, CT)是以电子计算机数字成像技术与X线断层扫描技术相结合的新型医学影像技术。其扫描检查方便、迅速、安全,密度分辨率明显优于传统X线图像,可大大提高病变诊断的准确性,对中枢神经系统疾病有重要的诊断价值。

一、基本原理与装置

CT的基本原理是利用各种组织对X线的不同吸收系数,通过计算机处理获得断层图像。CT装置主要由数据收集、计算机图像处理、终端图像显示三大部分组成,另外尚有图像储存、输出装置、控制台等。

二、常见中枢神经系统病变的CT表现

对于神经系统疾病,CT扫描主要用于脑出血、脑梗死、脑肿瘤、脑积水、脑萎缩以及某些椎管内疾病的诊断。特殊情况下,还可用碘造影剂增强组织、显影,以明确诊断。

1. 脑血管疾病

由于其快速和安全性,CT扫描是大部分脑血管病的首选辅助检查手段。然而,对于小脑幕下(小脑和脑干)的病变,由于骨伪影干扰影响其分辨率,诊断效果不理想。

CT扫描可诊断早期脑出血。脑内血肿的CT表现和病程有关。新鲜血肿为边缘清楚、密度均匀的高密度病灶,血肿周围可有低密度水肿带,约1周后高密度灶向心性缩小,周边低密度带增宽,约4周后变成低密度灶。

脑梗死为低密度病灶。低密度病灶的分布与血管供应区分布一致。继发出血时可见高、低密度混杂。值得注意的是,CT扫描对于幕下病变显示效果较差,脑梗

死发生后 24 h 内,由于梗死灶尚未完全形成,CT 扫描也往往不能发现明显异常。对于疑似脑梗死的超早期(6 h 之内)患者,可行 CTP 和 CTA 检查。可根据 CTP 区分梗死组织和半暗带,CBF 轻度下降、CBV 正常、TTP 明显延迟的组织为缺血半暗带,而 CBF 下降伴 CBV 下降、TTP 无延迟的组织为梗死区。而 CTA 能够很好显示缺血区供血动脉的狭窄或闭塞,明确脑缺血的原因。CTP 和 CTA 联合检查对于超早期脑梗死的诊断和治疗有重要价值。

2. 颅内感染

常需作增强扫描。脑炎在 CT 表现为界限不清的低密度影或不均匀混合密度影;脑脓肿呈环状薄壁强化;结核球及其他感染性肉芽肿表现为小的结节状强化灶;结核性脑膜炎可见颅底脑池增厚而呈片状强化。

3. 颅内肿瘤

CT 对颅内肿瘤的诊断主要根据: ① 肿瘤的特异发病部位,如垂体瘤位于鞍内。听神经瘤位于脑桥小脑角。脑膜瘤位于硬脑膜附近等;② 病变的特征,包括囊变、坏死、钙化等,病灶数日和灶周水肿的大小也是判断病灶性质的依据;③ 增强后的病变形态是最重要的诊断依据。但某些特殊类型颅内肿瘤的诊断通常需要结合其他检查手段。

4. 颅脑损伤

CT 可发现颅内血肿和脑挫伤,骨窗可发现颅骨骨折。

5. 脑变性疾病

脑变性疾病早期 CT 显示不明显。晚期可表现为不同部位的萎缩:大脑、小脑、脑干、局限性皮质或基底核萎缩。

6. 脊髓、脊柱疾病

常规 CT 扫描即能显示脊柱、椎管和椎间盘病变,对于诊断椎间盘突出、椎管狭窄比较可靠。CT 平扫和增强还可用于脊髓肿瘤的诊断,但准确性不及 MRI。

(温江涛　滕士阶)

第四节　磁共振成像

一、磁共振成像(magnetic resonance imaging, MRI)

MRI 是 20 世纪 80 年代初用于临床的一种将磁共振现象产生的信号,进行重建图像的一种崭新成像技术。与 CT 相比，MRI 能显示人体任意断面的解剖结构。对软组织的分辨率高，无骨性伪影，可清楚显示脊髓、脑干和后颅窝等病变。而且 MRI 没有电离辐射，对人体无放射性损害。但 MRI 检查时间较长，并且体内有金属置入物的患者不能接受 MRI 检查。

二、磁共振在神经系统疾病诊断中的临床应用

与 CT 比较，MRI 有如下优势：可提供冠状位、矢状位和横位三维图像。图像清晰度高，对人体无放射性损害，不出现颅骨伪影，可清楚显示脑干及后颅窝病变等。MRI 主要用于脑梗死、脑炎、脑肿瘤、颅脑先天发育畸形和颅脑外伤等的诊断。除此之外，MRI 图像对脑灰质与脑白质可产生明显的对比度，常用于脱髓鞘疾病、脑白质病变及脑变性疾病的诊断。对脊髓病变如脊髓肿瘤、脊髓空洞症、椎间盘脱出、脊椎转移瘤和脓肿等诊断更有明显的优势。然而，MRI 检查急性颅脑损伤、颅骨骨折、急性出血病变和钙化灶等不如 CT。

1. 脑梗死

MRI 比 CT 能更早和容易显示脑梗死灶。利用弥散加权成像，可显示超急性期脑梗死。急性期者，T1 加权呈低或等信号、T2 加权呈高信号，后者更为敏感，常是诊断的主要依据。脑梗死以发生于基底节者最常见，次为丘脑、半卵圆中心、小脑、脑干及半球。位于深部者，一般 0.3～1.0 cm 大，称为腔隙性脑梗死。位于脑叶者，一般较大，呈楔形、方形或扇形。急性期，梗死灶边缘模糊；慢性期呈坏死、囊变，甚至继发脑萎缩。如伴脑出血，常呈斑点状短 T1 和长 T2 改变，均为高信号影。

2. 脑出血

脑出血不同时期 MRI 信号不同。取决于含氧血红蛋白、脱氧血红蛋白、正铁血红蛋白和含铁血黄素的变化。超急性期，T1 加权呈低信号，T2 加权呈高信号，易与脑梗死混淆，值得注意。急性期，T1 加权为等或稍低信号、T2 加权为低信号。亚急性期，T1 加权周边呈高信号，中央呈低信号，T2 加权仍呈低信号，并可演变成 T1 和 T2 加权均呈高信号。慢性期，血肿的 T1 和 T2 加权呈高信号之外，周边为含铁血黄素沉着之低信号。出血后 3 d 内，MRI 诊断准确性不及 CT。

3. 脑肿瘤

MRI 在发现低分化的、比较小的肿瘤以及转移瘤方面优于 CT。其信号强度特征与肿瘤的含水量有关。但瘤内和瘤周的出血、水肿、坏死、囊变、钙化等改变，

均可影响肿瘤的信号强度和特征。增强扫描有助于肿瘤的诊断,特别是对软脑膜、硬脑膜和脊膜转移瘤的诊断有很大帮助。

4. 颅内动脉瘤和血管畸形

MRI 可发现多种脑血管异常,利用流空效应可发现动静脉畸形,不仅可显示血管畸形的部位和大小,有时还能显示其供应动脉及引流静脉;MRI 还可发现>1 cm 以上的动脉瘤。但<1 cm 者易漏诊。

MRA 在诊断闭塞性脑血管疾病方面优势较大,可以发现颅内和颅外较大血管分支的病变,但观察小动脉分支不可靠。MRA 在发现颅内动脉瘤方面也有很好的应用,但难于观察到直径不足 0.5 cm 的小动脉瘤。MRA 还可发现软脑膜内的动静脉畸形,但分辨率不如传统的血管造影。

5. 脑白质病变和脱髓鞘病

MRI 在观察白质结构方面非常敏感,如脑白质营养不良和多发性硬化。多发性硬化的典型 MRI 表现为脑室周围的白质内存在与室管膜垂直的椭圆形病灶,在 T_2WI 上为高信号,T_1WI 为稍低或低信号。

6. 颅内感染

在诊断单纯疱疹脑炎时头颅 MRI 扫描非常敏感,典型表现为颞叶、海马及边缘系统的长 T_2 信号。脑膜炎急性期 MRI 可显示脑组织广泛水肿、脑沟裂及脑室变小,有时可见脑膜强化,慢性结核性脑膜炎常有颅底脑膜的明显强化。

7. 神经系统变性疾病

MRI 在诊断痴呆时比 CT 有优越性。可用海马容积测量法观察海马萎缩的程度,其程度与阿尔茨海默病的严重程度相关。橄榄脑桥小脑萎缩(PCA)可见脑桥和小脑的萎缩。

8. 椎管和脊髓病变

MRI 是目前检查椎管和脊髓的最佳手段。在矢状面 MRI 图像上,可直接地观察椎骨骨质、椎间盘、韧带和脊髓。对椎管狭窄、椎管内肿瘤、炎症以及脊髓空洞症等疾病有重要的诊断价值。

9. 神经系统发育异常疾病

MRI 可清楚显示小脑扁桃体下疝、脊髓空洞症、脑积水等先天性疾病。

某些神经系统疾病可能仅表现为脑功能的变化,而脑结构和形态变化明显或无变化。因此临床上需要应用显示脑功能的显像方法。核医学显像即放射性核素显像,是一类能反映功能和代谢的显像方法,包括**单光子发射计算机断层扫描**

(single photon emission computed tomography, SPECT)和**正电子发射计算机断层**
扫描(position emission tomography, PET)。SPECT 大多使用能通过血脑屏障的
放射性药物。显示局部脑血流的分布。PET 主要使用正电子放射性核素及其标
记化合物,显示局部脑葡萄糖代谢、脑受体分布与数量和脑血流分布。

(金文涛　姚永良)

第五节　单光子发射计算机断层扫描

SPECT 提供的三维显像方法为脑血流量变化的显示和测定提供一种比较准
确、安全和价廉的方法,可辅助某些神经科疾病的诊断。

一、基本原理

静脉注射可通过血脑屏障的放射性显像剂,应用设备采集信息和重建图像。
由于脑组织摄取和清除显像剂的量与血流量成正比,从而获得脑各部位局部血流
量的断层图像;SPECT 的主要不足之处是组织解剖结构显示欠清晰。

目前常用^{99m}Tc-双半胱乙酯(^{99m}Tc-ECD)作为放射性示踪剂。显像方法为静
脉注射^{99m}Tc-ECD 后 15～60 min 进行数据采集,用计算机重建横断面、冠状面及
矢状面断层影像,对图像进行客观的定量分析、测定,并计算脑血流量(CBF)和局
部脑血流量(rCBF)。

二、临床应用

和 CT 和 MRI 等结构性影像相比 SPECT 显像可获得前两者无法获得的脑功
能资料,对于某些疾病诊断有一定的优越性。

1. 短暂性脑血发作(TIA)

TIA 患者在没有脑组织结构的改变时 CT 和 MRI 往往正常而 SPEECT 却可
发现相应区域 rCBF 降低。

2. 癫痫

发作期病灶的 rCBF 增高,而在发作间歇期病灶的 rCBF 降低。据此原理,可

配合脑电图提高手术前病灶定位的准确性。

3. 痴呆

阿尔茨海默病患者典型表现是对称性颞顶叶 rCBF 降低;血管性痴呆可见散在、多个 rCBF 减低区;额颞叶痴呆则呈双侧额叶低灌注。

4. 锥体外系疾病

帕金森病可见纹状体的 rCBF 降低,亨廷顿病可见到额、顶和尾状核的 rCBF 降低。

(史进方　陈维忠)

第六节　正电子发射计算机断层扫描

PET 是显示脑代谢和功能的图像,如局部脑葡萄糖代谢、氨基酸代谢、氧代谢和脑血流,还可显示神经受体的位置、密度及分布。

一、基本原理

将发射正电子的放射性核素如 ^{18}F 标记的 ^{18}F -脱氧葡萄糖(^{18}F - FDG)引入体内,通过血液循环到达脑部而被摄取。利用 PET 系统探测这些正电子核素发射的信号。用计算机进行断层图像重建;常用脑显像包括:脑葡萄糖代谢显像、神经递质、受体和转运蛋白显像、脑血流灌注显像。

二、临床应用

PET 弥补了单纯解剖形态成像的不足,能反映局部脑功能的变化,在疾病还未引起脑的结构改变时就能发现脑局部代谢的异常,临床上有很重要的用途。

1. 癫痫

难治性癫痫需外科治疗时,PET 能帮助确定低代谢活动的癫痫病灶。癫痫患者发作间歇期可发现代谢减低区。因此,有助于外科手术切除癫痫病灶的定位。

2. 痴呆

PET 可用于痴呆的鉴别诊断。阿尔茨海默病可表现为单侧或双侧颞顶叶代谢减低；血管性痴呆表现为多发性、非对称性代谢减低；额颞叶痴呆则以额颞叶代谢减低为主。

3. 帕金森病

联合应用多巴胺转运蛋白（dopamine transporter，DAT）和多巴胺受体 1（dopamine receptor 1）显像能完整地评估帕金森病的黑质——纹状体通路变性程度。对帕金森病的早期诊断、鉴别诊断和病情严重程度评估均有一定价值。

4. 肿瘤

主要用于脑肿瘤放射治疗后辐射坏死与肿瘤复发或残存的鉴别诊断，前者表现为代谢减低，后者则为代谢增高。在检查脑部原发性肿瘤方面也很有价值，能敏感地发现早期病灶，帮助判断肿瘤的恶性程度。

PET 的主要不足是仪器设备和检查费用昂贵，目前仅在少数大型医院应用。

（何浩明　金文涛）

第六章　神经电生理学检查

第一节　脑　电　图

　　脑神经细胞的放电现象称为脑电,通过电子仪器进行检波、放大,将脑电记录下来的图形即为脑电图(EEG)。

　　一般分为单极导联法和双极导联法。单极导联法是将作用电极放在头皮检测部位,另一作为参考电极,放在耳垂上、鼻根部或 C7 棘突。双极导联法,是将头皮上的两个电极相连,目前常用者有竖联、横联、内外联、内侧前后联、外侧前后联、三角及四角定位。

一、正常脑电图

　　1. α波

　　正常情况下波幅为 50 μV 左右(25～75/μV),频率为 8～13 Hz,主要出现在枕叶和顶叶,类似正弦波,节律较规则。α波在右半球稍高于左半球,但正常情况两侧差＜50％,少数正常人在常规 EEG 描记时可没有 α 节律。一连串的 α 波波幅由小逐渐变大,持续 1～10 s 后又逐渐衰减,好似梭形,称为调幅现象,当睁眼给光或以光声等刺激时,α 波的波幅下降或节律消失,代之以低幅快波,称为 α 波阻断。

　　2. β波

　　波幅为 10～30 μV,频率为 13～25 Hz,节律不规则,常对称分布于额中区,中年人和老年人出现率较高。在睁眼和精神活动时增加,少数正常人 EEG 以 β 节律为基本节律,称快波型脑电图。

　　3. θ波

　　正常情况下波幅为 10～30 μV,频率为 4～7 Hz,出现率不超过全部记录的

15%,成人常出现于额部和颞前部,多为散在性。

4. δ 波

正常情况下频率为 0.5~3 Hz,成人在清醒状态下不出现 δ 波。

5. Mu 节律和 λ 波

Mu 节律(梳状波),中央顶区为主,频率为 7~11 Hz,波幅<50 μV,成人中占 19%,运动或触觉刺激时可减弱;λ 波出现于枕区,频率为 4~6 Hz 尖样波,闭目时消失。

6. 正常儿童脑电图的特点

主要表现:① 年龄越小,频率越慢,不规则,不对称,不稳定,弥漫性分布;② 枕部脑波首先具有节律性,正常婴儿主节律为 3 Hz 左右。枕部脑波首先具有节律性,正常婴儿主节律为 3 Hz 左右;③ 约 4~6 岁时逐渐出现 λ 波,10 岁时基本节律为 λ 节律;④ 新生儿至 18 个月以 δ 波为主,2~3 岁以 θ 波为主;⑤ 乳儿期脑波波幅最高,可达 100/μV 以上,属正常范围;⑥ 9~14 岁时可接近成人中等波幅;⑦ 过度换气时出现较成人数量多,波幅高的同步性 δ 波。

二、异常脑电图及分类

常见的异常脑电图波形及分类主要包括以下几种:

1. α 波增强

即 α 波的波幅普遍升高,连续性好,调幅减少,或为均匀一致的高幅波,称为广泛性 α 波。如果广泛性 α 波出现在一侧,见于生长较慢的大脑半球肿瘤。

2. α 波减弱

即 α 波的数目减少,或波幅明显降低,两侧 α 波广泛减弱或合并低幅快波增多,多见于大脑深部的肿瘤。广泛的 α 波数目减少或消失或合并调幅减少,多见于慢性广泛性脑功能减退。

3. 懒波

一侧局限性 α 波减弱,称为懒波,左、右两侧对称部位的 α 波频率每秒有 1 次以上的差异也称为懒波。另外,睡眠时纺锤波减弱或消失也称为懒波,出现懒波时要注意大脑半球浅层的肿瘤。

4. 快波异常

广泛性高幅(30 μV 以上)快波,多见于癫痫、内分泌功能亢进、躁狂症等。局限性高幅快波,见于早期半球刺激性病灶包括颅脑外伤后胶质细胞增生、外伤性癫痫或早期深部肿瘤。

5. 慢波异常

θ波和δ波统称为慢波。① 两侧出现对称,同步的阵发性θ波多见于丘脑或中脑等部位的功能异常;② 经常出现弥漫性θ波时,说明病变位于脑深部。局限性θ波与懒波并存可能是浅在的良性病变;③ θ波与δ波合并出现者可能为恶性肿瘤;④ 阵发性δ波表明病变部位较深,连续性δ波提示病变部位较浅。

6. 异常波

(1)棘波。周期在 20～70 ms,波幅高于 100 μV,波顶向上者为阴性棘波,波顶向下者为阳性棘波,棘波可呈散在或节律性出现,连续出现 2～6 个棘波者为多发性棘波。棘波的产生是由于神经元过度同步放电的结果,往往出现在癫痫原发灶的邻近部位,癫痫大发作可连续出现。肿瘤也可出现棘波。

(2)尖波。周期 70～200 ms,波幅在 100 μV 以上,可为单相、双相、三相。常见于各型癫痫的间歇期。二相尖波见于代谢性脑病。

(3)棘慢波综合或称棘慢电波。即在棘波之后有一 200～300 ms 慢波。此种波型常表明癫痫病变范围较广。3 Hz 的棘慢波可见于癫痫小发作,多棘慢波为在多发性棘波之后有一慢波,可见于肌阵挛性癫痫。

(4)高峰节律紊乱,为婴儿痉挛症及阵挛性癫痫的主要异常波,为频发的参差不齐的高幅慢波和棘波的不规则组合。慢波主要为高幅δ波。

(5)阵发性节律性慢波。3 Hz 高幅阵发性慢波,多见于失神发作。6 Hz 的方顶波,可广泛或局限于颞区,同步者多见于精神运动性癫痫。

7. 异常脑电图分类

(1)广泛异常。① 广泛轻度异常脑电图的基本节律为α波。在各导联中混有散在的低波幅θ波(占全部记录的 15％～25％),无δ波,不出现阵发性波。② 广泛中度异常,在各导联中混有散在的低波幅θ波(占全部记录的 25％～50％),脑电图的基本节律为α波或快波,可出现阵发性慢波或棘慢波。出现广泛性或散在性慢波。③ 广泛重度异常脑电图的基本节律几乎完全消失,各导联的散在性低幅慢波占 50％以上,有的可出现阵发性θ波和阵发性棘慢波或阵发性u波。

(2)局限性异常:包括局限性θ波、δ波或懒波等,有定位意义,须结合临床进行诊断。

三、常见神经系统疾病的脑电图

（一）癫痫

1. 癫痫大发作

最初表现为较平坦的或去同步化的低幅快波，几秒钟后由广泛的同步的高幅棘波所取代，此与发作的强直期一致。以后棘波波幅趋于增加，频率逐渐减慢，大约 10～30 s 后，棘波阵发性出现，间隔以慢波，这与发作的阵挛期一致。此后棘波逐步变慢，出现慢波，相当于肌肉松弛，以后出现静息阶段，有低幅的 δ 活动，随着意识恢复，脑电图逐步恢复正常。部分病人在发作以后，慢波活动可以持续数小时。

2. 失神发作

有非常典型的特征性脑电图改变，表现为突发的、双侧同步的棘慢波，波幅较高。失神发作的脑电图异常可通过过度换气诱发。

3. 肌阵挛发作

脑电图表现为与失神发作相似的棘波及慢波，由高幅棘波和慢波组成，双侧同步。棘波常为多个，棘波后常跟有慢波活动，时程较短。突然的声或光刺激可以诱发。

4. 局限性发作

脑电图表现为棘波、尖波、棘慢波等方式，还可有 θ 或 δ 节律活动。发作间歇期以局部脑区散在棘波为多见。

5. 精神运动性发作

精神运动性癫痫的起始点大都位于颞叶的某个部分，特别是位于海马回、杏仁核及钩回等处，发作期可有颞叶棘波、棘慢波或慢波。在间歇期，可有棘波或尖波释放。在发作之前的短时间内，棘波或尖波一般消失。

（二）颅内感染性疾病的脑电图

1. 急性脑炎

在急性期，主要表现为弥漫性的高振幅 δ 波，在病情严重的病人，可出现低幅平坦的脑电图，若伴有癫痫，则有棘波出现。亚急性期的脑电图有所改善，δ 波减少，θ 波增加，可以出现 α 波。在恢复期脑电图逐渐向正常脑电图转化。

（1）单纯疱疹病毒性脑炎：脑电图常表现为广泛的慢波活动的背景上出现局灶性的单个慢波或尖波，呈周期性出现，α 波消失。双侧常不对称，每间隔 1～3 s

在一侧颞叶反复出现,这种脑炎的脑电图特征性改变为:在疾病的第 $2\sim15$ d,在广泛的慢波背景上出现三相综合波,15 d 以后消失。

(2)亚急性硬化性全脑炎:基本节律变慢在低平的背景上,表现有周期性高波幅慢波,频率为 $1\sim31$ s,持续 $0.2\sim2$ s,间隔 $5\sim10$ s,呈同步性爆发,双侧基本对称,该综合波在病程第二期最明显,以后渐消失。

(3)脑膜炎:化脓性脑膜炎的脑电图以 δ 波增多为主要表现,随着病情的好转,δ 波很快由快波所代替,直到恢复正常。结核性脑膜炎与化脓性脑膜炎相似,慢波活动见于双侧大脑半球,而以后部更为多见,当脑膜炎加重时,常伴有脑电图异常的加重。

2. 多发性硬化

一般没有特异性的脑电图变化,在急性加重期,脑电图异常较多,发作期较缓解期异常率高,一般认为多发性硬化的脑电图异常率在 50% 左右。异常的脑电图一般表现为双侧前头区的 θ 波。在加重期则为广泛的 δ 波。

3. 痴呆的脑电图

(1)阿尔茨海默病早期的脑电图变化,部分病人表现为 θ 波活动增多及 β 波减少,部分病人属于正常老年人脑电图。随着病情的加重,除 θ 波增多外,主要是 δ 波的增多及 α 波减少,重症者 α 波及快波活动全部丧失以及出现不规则 δ 波,脑电图变化一般是对称的,在重症病人中,θ 与 δ 波以双额、颞最明显。

(2)多发性梗死性痴呆,与阿尔茨海默病的脑电图变化相似,慢波增多,不同的是,多发性梗死性痴呆病人即使痴呆较重,α 波仍然存在。另外,可以出现局灶性异常波。

(3)正压性脑积水。其脑电图异常率较高,在疾病早期就可异常,θ 波增多,可有弥漫性或局灶性 δ 活动。

4. 颅内肿瘤的脑电图

(1)大脑半球的占位病变,主要为局限性 δ 波,波形、波幅限不规则,但有时亦可比较规则,常间有 θ 活动,局限性 δ 波可以是持续的,断续的或阵发的。有时肿瘤附近只有局灶性 θ 波。有时慢波弥漫性异常而不能定位。

(2)后颅窝肿瘤。其脑电图可以正常,也可能有不同程度的弥漫异常,有的仅表现为轻度弥漫异常,有的则表现为中度弥漫异常。主要表现为 θ 波、δ 波、低幅尖波的出现,基本节律变慢。

(何浩明 周 彦)

第二节　脑电地形图

脑电地形图(brain electrical activity mapping, BEAM)，又称为脑电位分布图，是 20 世纪 80 年代兴起的一种重要的功能影像学检查方法。其构成原理是应用电子计算机对自发脑电信号进行数字化处理、功率谱分析的基础上，根据已知 16～32 个点的脑电功率值，推算出大脑其他部位的功率值，最后利用计算机成像技术，采用不同的色彩或灰度差代表不同的功率谱强度值，并在计算机屏幕上绘制出脑电位分布图，具有直观性强、敏感性高及定量分析等优点。

BEAM 直观醒目，特别是彩色地形图，一目了然，临床应用较广泛。本质上 BEAM 是定量脑电图。

BEAM 在神经疾病中的应用如下：

(1) BEAM 在脑血管病的研究报道中，异常率为 80％～93％，比常规 EEG 异常率高，有较好的敏感性，其中以 δ 频带及 α 频带最有意义。

(2) BEAM 癫痫表现，可通过电场特点、相关性分析、发作间歇期背景波的定量分析、癫痫波的频率分析等提供有益的信息，但对癫痫病人做定性诊断时必须依赖于常规脑电图。

(3) BEAM 痴呆表现，痴呆病人 θ 频带、δ 频带的功率增强，BEAM 对区分真性痴呆与假性痴呆、AD 与 MID 有较大帮助。

(4) 偏头痛。病人 BEAM 常常表现为 θ 功率增强，在偏头痛间歇期也常见到。

(5) 脑肿瘤。病人的 BEAM 改变与神经影像学改变相一致。对定位诊断有一定价值。常为 θ 频带、δ 频带功率增强。

（滕士阶　姚永良）

第三节　肌电图

肌电图(EMG)记录肌肉在静止状态、主动收缩和周围神经受刺激时的电活动，亦可用于测定周围神经传导速度，肌电图可反映肌肉、神经肌肉接头、周围神经和脊髓前角运动神经细胞的功能状态，对神经肌肉疾病和周围神经损伤的诊断有较大价值。

一、正常肌电图

1. 电静息

正常肌肉静止时运动单位不活动,无动作电位出现,肌电图表现为一条直线,称为电静息。

2. 插入电位

当针电极刚插入肌肉时,在肌电图上出现一串突然爆发的动作电位,称为插入电位,持续时间一般不超过 100 ms,很快即消失。

3. 正常运动单位动作电位

肌肉轻微收缩时,肌电图上会出现运动单位动作电位,简称运动单位电位或动作电位。其特征是:① 频率。轻微收缩时频率为 5～20/s,最大收缩时为 20～50/s。② 时程(或波宽)为单个动作电位总的持续时间,一般平均为 5～15 ms,不同肌肉、不同年龄的动作电位时程有差别,肌肉轻度收缩与强力收缩时动作电位时程相同。③ 振幅(电压)振幅为最高正向与负向峰值的距离,正常值为 100～2 000 μV,肌肉最大收缩时振幅有所增高,为 300～4 000 μV。④ 波形。正常动作电位波形为——较大的负波峰,其前后可有较低的正相波。80% 以上的正常动作电位为双相或三相波,亦可为单相或四相。⑤ 干扰相。当肌肉收缩逐渐增强时,参加收缩的运动单位增多,每个运动单位的放电频率也逐渐增加,出现混合相,当肌肉用力收缩时,参加活动的运动单位增多,这些运动单位电位相互重叠在一起,波形难以区分,称为干扰相。

二、异常肌电图

1. 插入电位异常

某些神经肌肉疾病,如严重的失用性肌萎缩,肌纤维几乎均被结缔组织所代替,插入电位可减弱或消失,在先天性肌强直症时可见插入电位延长,针电极插入后可见持续较长时间的大量高频放电,在多发性肌炎的病人亦可见到,在运动神经元或周围神经有病变时在插入电位之后可诱发纤颤电位或正锐波。

2. 自发性电位

正常肌肉在静息时无自发性电位,在神经肌肉病变时可见到下列几种自发电位。

（1）纤颤电位。肌肉放松时出现的短时限、低电压自发电位,称纤颤电位。时限为 0.5～4 ms,大部分在 2 ms 以下;波幅为 50～500 μV,大部分＜300 μV;波形呈单相或双相,起始相为正相;放电间隔大多不规则。该电位系由于去神经支配的肌肉对乙酰胆碱或其他物质的兴奋性增高所致。

（2）正相电位。亦为肌肉去神经支配后出现的自发电位。图形上先偏离基线向下,而后向上稍超过基线再回复到基线,正相宽大,负相低矮,故呈"V"形或锯齿状。时限可长达 100 ms,波幅 200～2 000 μV,此电位常出现在针极插入时。

（3）束颤电位。肌肉放松时出现的自发运动单位电位,时限 5～15 ms,波幅 100～600 μV,频率 1～3 Hz 或高达 50 Hz 不等,放电间隔常不规则,波形呈双相、三相(单纯束颤电位)或多相(复合束颤电位),常伴有肉眼可见的肌肉束颤。束颤电位仅表示运动单位兴奋性增高,可见于运动神经元疾病和神经根疾病,也可见于无神经系器质性改变的肌肉,因而不能单纯以束颤电位来确定病变的存在,但频率低的复合束颤电位诊断价值较大。

3. 运动单位电位的改变

运动单位电位的时限延长或缩短,波幅的增高或降低,多相电位数量增加时,常提示异常。运动单位电位的时程,随不同年龄不同肌肉而异,通常需测定 20 个以上运动单位电位计算出平均值。为迅速作出比较,可粗略地将时限＞12 ms 者称为运动单位电位时限增长;＜3 ms 者称为运动单位电位时限缩短。正常运动单位电位的波幅差异较大,故其诊断价值较小,若其幅度＞6 000 μV 时,称为波幅增高或巨大电位。长时限和高波幅的电位见于脊髓前角细胞疾病和陈旧性周围神经损伤。低波幅和短时限电位见于肌原性疾病及神经再生早期。电位的数量超过 12％时,称为多相电位增加。位相繁多呈簇的多相电位,称为复合电位,多见于周围神经损伤。低波幅的多相电位,多见于神经再生早期,称为新生电位,尚可见于肌原性疾病。同一肌肉插入两根针极,间距大于运动单位的横切直径时,如该两极引导的电位完全同步时称为电位同步化,多见于脊髓前角细胞疾病及陈旧性神经损伤。

4. 肌肉不同程度收缩时波型改变

当肌肉大力收缩时,正常情况下应出现干扰相,如有病变则不能综合成干扰相,随病变程度不同出现混合相或单纯相,有时可见单电位组成的高频放电。上述波型多见于周围神经损伤或脊髓前角细胞疾病。有时肌肉瘫痪严重,虽最大用力,而肉眼仅见轻微的收缩,肌电图上反而见到极高频率的放电,波形琐碎呈干扰相,称为病理干扰相,多见于肌原性疾病。

5. 神经传导速度

运动神经传导速度(MCV)测定是用电刺激神经干的不同点,诱发出肌肉的动作电位(MAP),通过测定神经干上不同刺激点之间的距离以及在不同刺激点所得MAP潜伏期之差,计算出该段神经干的运动传导速度。计算公式为

$$运动神经传导速度=\frac{神经两刺激点距离(m)}{刺激点动作电位潜伏期差(s)}$$

感觉神经传导速度(SCV)是在手指或足趾上放置环形电极,电刺激感觉神经末梢,在近段神经干上用皮肤电极或近神经的针极收集神经动作电位,同样通过测定神经干上不同刺激点之间的距离以及在不同刺激点所得动作电位潜伏期之差,计算出SCV。

神经传导速度是了解周围神经病的重要手段,它对病情的严重程度、部位以及鉴别轴索与脱髓鞘性损害,均有很大帮助。其缺陷是,传统的测定多局限于周围神经的远端段,而对近端段如神经丛或神经根的损害则不能测出。

三、下运动神经元病变的肌电图

1. 基本表现

急性下运动神经元损害后,在神经未发生变性前,肌电图表现仅呈完全性电静息(完全麻痹)或运动单位电位数减少(部分麻痹),插入电位正常。当神经发生变性,其支配肌肉的插入电位,呈现失神经电位,如正相尖波、纤颤电位或束颤电位,且可持续一定时间;在肌肉静止情况下,失神经电位可自发地出现。失神经电位的频率愈高,则病情愈重,在部分肌肉收缩时,运动单位电位的波幅与时限增大,多相电位增多,运动单位同步性也可增多。在最大收缩时,如完全麻痹者则呈病理性电静息,不完全麻痹者则呈单纯相,神经传导速度减慢。慢性进行性下运动神经元病变的肌电图表现与神经变性后相似。

2. 神经再生

神经再生后,纤颤电位减少,最早期为新生运动单位电位,可在临床恢复前数周出现,因而有预后意义。特别是神经外伤时,出现这种电位则手术应当推迟进

行。多次检查可见随着神经的继续再生,纤颤电位逐渐消失,运动单位电位逐渐增多,多相电位逐渐减少,最后恢复正常。

3. 推测病变部位

根据失神经电位出现的范围及其他异常肌电图表现,推测病变的部位在脊髓前角、神经根、神经丛或周围神经。

脊神经前支分布于肢体肌肉,后支分布于椎旁肌肉,因此,当失神经电位出现于肢体及相应节段的椎旁肌,说明病变在神经根及前角细胞;如仅出现于肢体肌肉,而相应节段椎旁肌不出现者,则说明病变在神经根以下的神经丛或神经干,因而可根据不同范围来确定病变部位。

四、神经源性与肌源性损害肌电图

1. 神经源性损害肌电图

神经源性肌电图为神经源性疾病提供诊断依据,特点如下:针极插入时出现以纤颤正相电位为特点的插入电位延长,放松时出现纤颤电位、正相电位,可有束颤电位,轻收缩时运动单位电位时限延长,幅度增高,多相电位增加,重收缩时运动单位电位数量减少,呈单纯相、混合相,甚至无运动单位电位。

2. 肌源性损害肌电图

肌源性损害肌电图为肌源性疾病诊断提供佐证。针极插入时可出现肌强直或肌强直样电活动,肌肉放松时可出现纤颤、正相电位,但数量较少,轻收缩时运动单位电位时限缩短,幅度正常或降低,多相电位增加,重收缩时出现病理干扰相(各型肌电图的特点见表6-1)。

表 6-1   神经源性与肌源性损害肌电图

	神经源性损害	肌源性损害
针极插入 样电位组成	可延长,由纤颤及正相电位组成	可延长、可由肌强直及肌强直
放松时 运动单位电位	纤颤、正相电位,束颤电位	有时可见纤颤,正相电位
时限	延长	缩短
幅度	增高	正常或下降

（续表）

	神经源性损害	肌源性损害
多相电位	增加	增加
重收缩时运动单位电位	减少	病理干扰相
募集现象	混合相或单纯相	

（周　彦　何浩明）

第七章　神经系统的其他辅助检查

第一节　经颅多普勒超声

经颅多普勒超声（transcranial Doppler ultrasonography，TCD）是一种无创伤性、无痛性的检查，由于 2 MHz 及 4 MHz 的超声波有较强的穿透能力，可以透过颅骨探测到颅内大血管接受声波的多普勒信号，可测定血流速度，血管有无狭窄、闭塞、畸形、动脉瘤及侧支循环情况，有无脑动脉硬化等，协助测定脑血管病变的性质及程度。

一、检查方法

通常检查时颞窗是探查脑底动脉的主要窗口。病人仰卧或侧卧，通过颞窗可探到大脑中动脉、小脑后下动脉、交通动脉、大脑后动脉及颅内动脉终末段。为探测眼动脉及颈内动脉内段、小脑后下动脉、基底动脉。还可以从眶窗探测，但用此窗时，输出功率要控制在 5% 左右，不得超过 10%，以减少超声波对眼睛晶体的影响。

二、神经疾病的应用

TCD 通常不用做缺血性脑血管疾病的过筛检查，但 TCD 对脑卒中的病因及治疗方法的选择可以提供有价值的信息，肯定的 TCD 应用有以下几方面：

1. 检测异常侧支血流

TCD 用于探查颈内动脉闭塞性疾病侧支血流时，有良好的敏感性和特异性。当一侧大脑中动脉严重狭窄或闭塞时，病侧大脑前、后动脉逆行血流代偿，以及对侧大脑中、前动脉流速增高。搏动指数减低,并能检出侧枝血流,其中大部分可经TCD证实。

2. 颅内动脉狭窄

颅内动脉的病理性狭窄可造成狭窄段血流速度增快与音频信号的特征性变化。而狭窄远端的血流速度以及流速波形的脉动性均有减低,TCD对脑底动脉严重狭窄有肯定的价值。当动脉狭窄程度<75%时,该处血管平均流速增快;当脑动脉完全或者大部闭塞时,流速减慢或动脉血流信号强度明显减弱或消失;当病变动脉位于远端分支时 TCD 可无异常。

3. 血管痉挛

TCD 常用蛛网膜下腔出血后血管痉挛的检查,其特异性高达 98%～100%。TCD 还可以观察血管痉挛的发展过程,以及钙离子阻滞剂对血管痉挛疗效的评价。

4. 动静脉畸形

动静脉畸形是典型的高速低压力低阻力的动脉旁路系统,这些血动力学的特征引起 TCD 特征性改变。诊断动静脉畸形的敏感性为 87%～95%,TCD 有助于进一步筛选需要做脑血管造影的患者。

5. 脑动脉瘤

TCD 特点:① 流速减低;② 阻力增高,脉动指数增高;③ 瘤蒂部位高流速。

6. 偏头痛

典型偏头痛发作时因血管收缩,可有高流速,普通型偏头痛发作时因血管扩张,呈低流速。发作期间约 1/2 病人 TCD 显示正常。

(金文涛　姚永良)

第二节　眼震电图

眼震电图:采用国产 Nicolet 公司生产的 Nystar plus 型眼震电图分析系统,其测试过程如下:

测试方法:在暗室中进行,由专人按正规的 ENG 操作规则负责测试,包括下述 6 项检查:① 扫视试验:中心视野 6°～32°内不定振幅及频率的水平随机扫视,左右各进行 14 次,记录 40 s,观察延迟(靶运动和人眼反应之间的时程)和准确度(人眼扫视振幅和靶振幅的比较)。② 跟踪试验:在频率 0.4 Hz、振幅 8°、靶标移动速度 20°/s 的实验条件下,记录 20 s,观察水平跟踪运动曲线的类型、增益值(眼速峰值与刺激速度峰值相比)及失真度等指标。③ 视动试验:在水平、双向、匀速、靶速度为 40°/s,靶间距 10.24°实验条件下,每个方向的眼震数。④ 水平凝视试验:靶标位置分别在 30°,观察有无眼震及其速度、方向。⑤ 自发眼震试验:被测试者头处于正直位、戴避光眼罩,双眼固视于中央直视位,睁眼、闭眼各记录 30 s。⑥ 摇头试验:被测试者戴避光眼罩,闭眼,头前屈 30°,以其头轴为中心,检查者两手将其头部水平方向往复 30 次,约 30 s,振幅约 90°,做大摆动,然后令其睁眼,并记录 80 s。

自发性眼震及位置性眼震≥7%为异常。双侧不对称比值相差 20%为异常,伏势偏向比值两侧相差 30%为异常。正常人在直视左、右偏移 30°凝视时无眼震发生,但在眼球过度偏移,凝视角超过 40°时,10%的正常人可出现眼震,当极度向侧方凝视时,50%的正常人可出现眼震,此为生理性眼震。

本仪器对老年椎-基底动脉供血不足的眩晕有一定的临床使用价值。

第三节 前庭功能检查

前庭功能测试采用法国 Synapsys 公司生产的 Variaair 冷热空气刺激仪。检查内容包括:① 眼视功系统检查:合扫视试验、平滑跟踪试验、视功性眼震试验及凝视试验;② 自发性震颤试验;③ 位置性试验;④ 变位试验;⑤ 温度试验;⑥ 固视抑制失效试验。

扫视试验出现光滑规则的方波判定为正常曲线,欠冲及过伴为异常曲线,平滑跟踪试验中Ⅰ型、Ⅱ型曲线为正常曲线,Ⅲ型、Ⅳ型曲线为异常曲线,视功性试验正常结果为左右对称性眼震,异常为出现左右不对称眼震、视功型眼震减弱或紊乱,眼震速度采用恒相角速度计数:自发性眼震及位置性眼震以≥7°/s 为异常,位置性眼震按 Nylen 的分型分为 Nylen Ⅰ、Ⅱ、Ⅲ型。温度试验结果以最大恒相角速度作为检测指标,其中单侧减弱差相对值>15%判断为异常,即出现半规管轻瘫,优势偏向差相对值>18%为病理性优势偏向。

本设备可以评估突发性耳聋的前庭功能的状态,对突发性耳聋评估有一定的价值。对突发性耳聋除听力损失外,常伴有眩晕症状,提示病变不仅造成耳蜗损害,还累及前庭系统。

(周 彦 李兰亚)

第八章　常见神经系统疾病的实验诊断与临床

第一节　脑　血　管　病

一、短暂性脑缺血发作(TIA)

1. 概述

短暂性脑缺血发作(transient ischemic attack，TIA)是指因脑血管病变引起的短暂性、局限性功能缺失或视网膜功能障碍，临床症状一般持续 10～20 min，多在 1h 之内缓解，最长不超过 24 h，不遗留神经功能缺损症状，CT、MRI 检查无任何病灶，临床症状超过 1 h，且神经影像学检查有明显病灶则不宜称为 TIA。

2. 病因

TIA 的发病与动脉粥样、动脉狭窄、风湿性心脏病、血液成分改变及血液动力学变化等多种病因及多种途径有关。其中血液动力学的改变为基本病因，可能还有各种病因(如动脉粥样硬化和动脉炎等)所致的颈内动脉系统或椎-基底动脉系统的动脉严重狭窄，在此基础上血压的急剧波动导致的原来的靠侧支循环维持的脑区发生一过性缺血，此型 TIA 发作频率较高，每日可有数次发作，每次发作时间多不超过 10 min。微栓子形成：微栓子形成来自动脉粥样硬化的不稳定斑块或附壁血栓的破碎脱落、瓣膜或非瓣膜性心源性栓子及胆固醇结晶等。微栓子阻塞小动脉常改变供血区域脑组织缺血，此型 TIA 的临床症状多变，数日或数月发作一次，每次发作时间可达 10 min 至数小时。

3. 临床表现

TIA 发作于中老年人，男性多于女性，患者多伴有动脉粥样硬化、糖尿病或高血压等脑血管病危险因素，发病突然，历时短暂，最长时间不超过 24 h，局灶性脑或视网膜功能障碍,恢复较全,不留后遗症状。另外,还有颈内动脉系统 TIA,临床表现与受累血管分布有关,供血区的 TIA 还可出现缺血对侧肢体的单瘫、轻偏瘫、面瘫和舌瘫。椎-基底动脉系统 TIA,最常见的表现是眩晕、平衡障碍、眼球运动异常和复视,有可单侧或双侧面部、口周麻木,单独出现或有对侧肢体瘫痪、感觉障碍。

4. 实验室检查

(1) 血常规检查和生化检查:血常规了解有无红细胞增多;血生化检查可提示有无高血脂、高血糖等危险因素;凝血功能检查可了解有无高凝状态。

(2) 颅脑 CT 检查大多正常,MRI 检查部分病例于弥散加权 MRI 可见片状弥散缺血灶。PET 或 SPECT 亦可发现局限性脑缺血证据,但病损部位不一定与临床缺损症状一致。

(3) 神经电生理检查可发现轻微的脑功能损害。

(4) 超声波检查:超声心动图可发现心脏瓣膜病变、心内附壁血栓,血管超声检查可发现主动脉弓或颈动脉粥样斑块或血栓。

(5) 血清神经元特异性烯醇化酶(NSE)检测(电化学发光法):烯醇化酶是生物体内参与糖酵解的一种同工酶,由 α、β、γ 三种免疫性质不同的亚基组成,免疫组化研究表明,γγ 型特异的存在于神经内分泌细胞,故称之为神经元特异性烯醇化酶(NSE),它对维持神经系统生理功能极为重要。大连市第二人民医院张宁宇等的研究结果指出,脑梗死患者血清 NSE 含量为 (34.12 ± 21.78) ng/ml,明显高于正常对照组的 (6.46 ± 4.29) ng/ml $(P < 0.01)$,并指出即使在影像学上没有改变的短暂性脑缺血(TIA)患者 NSE 也会升高,提示 NSE 是表示神经细胞受损的敏感标志物。

(6) 血清 Hcy、IL - 6、TNF - α、IL - 8、IL - 18 等含量升高。

5. 鉴别诊断

本病应与局限性癫痫、内耳性眩晕、晕厥发作和某些功能性疾病,如神经症、过度换气综合征等相鉴别。

二、脑梗死

1. 概述

脑梗死(cerebral infarct) 又称缺血性脑卒中,是指各种疾病所致脑内血液供应障碍,导致脑组织缺血、缺氧性坏死,出现相应的神经功能损害,**脑血栓形成(cerebral thrombosis)** 是脑梗死最为常见的类型,约占全部脑血管病的 75%,是在各种病因血管腔狭窄、闭塞或血栓形成,引起脑局部血液减少或供血中断,致脑组织缺血、缺氧性坏死,出现局灶性神经系统症状和体征。大面积脑梗死严重者可因脑疝而死亡。

2. 病因

动脉硬化是本病的基本病因,特别是动脉粥样硬化,常伴有高血压病,两者互为因果。糖尿病和高脂血症也可加速动脉粥样硬化的进程。动脉炎,如结缔组织病、抗磷脂抗体结合症以及细菌、病毒、螺旋体感染等均可导致动脉炎症,致管腔狭窄或闭塞、其他如药物性(如可卡因、安非他明)血液系统疾病等。

3. 临床表现

一般特征:动脉粥样硬化性脑梗死多见于中老年,动脉炎性脑梗死以中青年多见,常在安静或睡眠中发病,部分病例有 TIA 前躯症状如肢体麻木、无力等。局灶性特征多在发病后 10 h 或 1~2 d 达到高峰,临床表现取决于梗死灶的大小和部位,常发生基底动脉血栓或大面积脑梗死时,可出现意识障碍,甚至危及生命。**腔隙性脑梗死(lacunar infarction)**系指发生在大脑深部、小脑和脑干的脑梗死,一般症状较轻,可以无明显症状。

4. 实验室检查

(1) 血液检查和心电图检查:血液检查包括血常规、血液流变学(包括血脂、血糖、肾功、电解质),新近发现患者的 Hcy 水平与脑梗死的发生与发展有十分密切的关系,这些检查有利于发现脑梗死的危险因素,对鉴别诊断也有一定的价值。

(2) CT 检查:发病后 24 h 内可无阳性发现。梗死灶呈低密度,可有占位效应,梗死性出血灶呈混杂密度或高密度区。24 h 内呈阳性发现者约 50%,随着时间延长,阳性率增加,通常 2~5 d 内大多能显示梗死病灶。

(3) MRI 检查:发病后 40 min 至 4 h 即可显示梗死病灶,通常 T_1 加权像呈低信号,T_2 加权像呈高信号。MRI 能显示 CT 检查不易显示的脑干和小脑的梗死。

(4) 血管造影 DSA、CTA 和 MRA 可以发现血管狭窄、闭塞或其他血管改变,为临床治疗提供一定的理论依据。

(5) CSF 检查:根据 CSF 压力大小、常规和生化检查可作出相应的鉴别诊断。如果已经 CT 或 MRI 检查明确诊断,一般无需进行该项检查,但对拟行溶栓治疗或抗凝治疗者,应当作 CSF 检查,并宜在发病后 6 h 内完成。

(6) 经颅多普勒超声(TCD)检查:对评估颅内外血管狭窄、闭塞、痉挛或血管侧支循环建立情况均有帮助,同时也可以用于溶栓治疗与检测。

(7) 血清 Hcy、IGF－Ⅱ、hs－CRP、NSE、IL－6、NPY 和血浆和肽素等水平升高。

高同型半胱氨酸血症是心脑血管疾病的独立危险因子。血清同型半胱氨酸升高,可抑制内皮细胞内谷胱苷肽过氧化物酶-1及超氧化物歧化酶的活性,而增加氧自由基、脂质过氧化物的生成,降低内皮细胞的抗羟自由基功能,增加内皮细胞的氧化负荷,导致内皮功能障碍,造成内皮细胞损伤,影响脂代谢,刺激血管平滑肌细胞增殖,激活凝血因子,使凝血和抗凝系统失衡,引起动脉硬化的发生、发展,促进血栓的形成。浙江省绍兴市第二医院童海江等对 69 例脑梗死患者及 43 例正常对照组作了血清 Hcy 及 IGF－Ⅱ测定,结果脑梗死组患者的血清 Hcy 及 IGF－Ⅱ均明显升高,脑梗死组 Hcy 为(18.69±9.72)μmol/L,IGF－Ⅱ为(0.64±0.21)ng/ml,而正常对照组则分别为 Hcy[(8.51±4.13)μmol/L]及 IGF－Ⅱ[(0.45±0.18)ng/ml],两组有显著性差异($P<0.01$)。胰岛素样生长因子-Ⅱ(IGF－Ⅱ)及其调节蛋白在脑梗死患者中分泌增加而促使血管平滑肌细胞 DNA 合成,从而导致动脉粥样硬化斑块和再狭窄的发生。

目前认为,动脉粥样硬化的进展和粥样斑块的分解破裂均与炎性损伤有关,炎症标志物水平的增高,尤其是 hs－CRP 升高,预示斑块的脆性增加。研究表明,hs－CRP 是脑梗死的独立预测因子,观察血清 hs－CRP 水平对脑梗死的神经功能损伤程度密切相关。华北煤炭医学院附属医院神经内科王大力等对 116 例急性脑梗死患者及 32 例正常对照组作了血清 hs－CRP 测定,结果发现,hs－CRP 浓度越高,脑梗死灶越大,神经功能缺损程度越重,因此可以作为评估脑梗死病情的一个良好指标。

王大力等检测 hs－CRP 采用颗粒增强的免疫投射比浊法,试剂盒购自德国 Herrenberg 公司,正常参考值:成人为 68～820 ng/ml,而 116 例脑梗死患者的血清 hs－CRP 值高达(1 420±90)ng/ml。

IL－6 是一种典型的具有多种生物学活性的细胞因子,主要参与机体的细胞免疫、炎症反应、造血调控等。机体内多种有核细胞均可产生 IL－6,如单核细胞、B 细胞、T 细胞、成纤维细胞、内皮细胞、星形胶质细胞和小胶质细胞等。随着分子生物学技术的发展,IL－6 在急性脑梗死中的作用日益引起重视。资料表明,脑组织在受到损伤时,星状胶质细胞和小胶质细胞可能会诱导产生 IL－6。山东中医药大学附属医院陈雨振对 39 例急性脑梗死患者及 34 例正常对照组作了血清IL－6测定,脑梗死患者发病时血清 IL－6 水平为(318.55±32.56)pg/ml,而正常对照组为(47.57 ± 8.73)pg/ml,说明急性脑梗死患者发病时血清 IL-6 水平显著增高,并发现其升高的程度与脑梗死体积的大小和神经功能受损程度密切相关。

神经元特异性烯醇化酶(NSE)主要存在于脑神经细胞和神经内分泌细胞的胞浆内,主要功能是参与糖酵解、催化磷酸烯醇化丙酮酸的生成。正常情况下,体液中的 NSE 含量较低,在神经细胞受损的情况下,大量的 NSE 可从细胞内漏至细胞间隙,继而进入脑脊液和血循环。体液中 NSE 含量升高,即提示神经细胞受损。

血浆神经肽 Y(NPY)起源于颈内神经节,是一种具有强烈收缩血管的神经多肽,它广泛分布于中枢神经系统及多种外周组织器官。用免疫组化方法显示,NPY是在大鼠等巨核细胞内合成,储存于血小板内,当血小板聚集时释放,血循环中的NPY 又作用于心脑血管循环灌注,促进脑梗死的形成。

南京医科大学附属第一医院神经内科王军等对 38 例急性脑梗死患者及 35 例正常对照组作了血清 NSE 及血浆 NPY 检测,结果非常显著地高于正常对照组($P<0.05$)。分析 NPY 增高的原因可能与梗死部位严重缺血、缺氧、交感神经-儿茶酚胺系统反射性兴奋增加,同时血小板过度聚集,促使 NPY 大量释放所致。

杭州市上城区中西医结合医院李剑等对脑梗死患者 102 例及正常对照组 102例作了血浆和肽素(copeptin)测定(采用 ELISA),结果发现脑梗死患者和肽素浓度为(448.1 ± 158.4)pg/ml,较正常对照组[(57.7 ± 20.6)pg/ml]显著升高($P<0.01$)。ROC 曲线分析显示,血浆和肽素浓度预测脑梗死 1 年内预后不良有显著预测价值,且判定血浆和肽素浓度 475.6 pg/ml,对预测脑梗死预后不良有 88.4%的灵敏性和 84.4%的特异性。临床检测血浆和肽素有助于早期判断脑梗死的预后。

5. 诊断和鉴别诊断

(1) 诊断:

(a) 多发生与中老年,年龄均为 50 岁以上见有动脉硬化、糖尿病、高血压、高血脂等危险因素者。

(b) 大多在安静状态下发病,起病较缓慢部分患者症状可进行性加重或波动,意志多清楚,较少头痛、呕吐等颅内压增高症状,病前可有过短暂脑缺血发作(TIA)。

(c) 有明确的失语、复视、面舌及肢体瘫痪,共济失调、感觉障碍等症状和体征。

(d) 脑 CT 或 MRI 提示相应部位有明确的病灶。需要与少量脑出血相鉴别。

必要时可作腰椎穿刺做 CSF 检查。其他还应与颅内占位性病变(脑瘤)脑寄生虫病及散发性脑炎等鉴别。

(2)鉴别诊断：本病应与脑出血、蛛网膜下腔出血等疾病相鉴别。

三、脑出血

1. 概述

脑出血(itracerebral hemorrhage,ICH)是指原发性非外伤性脑实质内出血,在我国约占脑卒中的 20%～30%,急性期病死率为 30%～40%。

2. 病因

ICH 病例中大约 60% 是因高血压合并脑动脉硬化所致,约 30% 由动脉瘤或动-静脉血管畸形破裂所致。

3. 临床表现

ICH 的发病年龄多为 50～70 岁的中老年人,男性稍多于女性,冬春季发病率高。多有高血压病史,多在情绪激动、用力劳动,饮酒后以及天气骤然变冷时突然发病,发病后病情常于数分钟至数小时达到最高峰,常有头痛呕吐等症状以及不同程度的意识障碍,如嗜睡、昏迷等。常见的出血部位为基底节区出血、脑叶出血、脑干出血、小脑出血、桥脑出血及原发脑室内出血。

4. 实验室检查

(1)CT 检查法：颅脑 CT 扫描是诊断 ICH 首选的重要方法,可清楚显示出血部位、出血量大小、血肿形态、是否破入脑室及血肿周围有无低密度和占位效应等。

(2)MRI 和 MRA 检查：对发现结构异常,明确脑出血的病因很有帮助,对检出脑干和小脑的出血灶和监测脑出血的发展过程优于 CT,对急性出血的诊断不及 CT。

(3)CSF 检查,脑出血患者一般不做腰椎穿刺检查,以免诱发脑疝形成,如需排除颅内感染和蛛网膜下腔出血,可谨慎进行,须注意脑疝风险,在发病后 6 h,80% 脑脊液呈均匀血性,但脑出血不一定均流入脑室与蛛网膜下腔,约 20% 的局限性脑出血患者脑脊液外观也可正常。CSF 中无红细胞,值得注意。

(4)血常规、生化、凝血功能检查：外周白细胞可能升高,血糖、BUN 水平升高。凝血酶元时间及凝血活酶时间常提示有凝血功能障碍。

(5)血清 hs-CRP、IL-1β 水平升高,IL-2 水平降低。

（6）血浆 IL－6 及 TNF－α 含量测定：脑出血后继发性脑损伤的病理生理机制复杂，涉及很多方面。炎症反应是脑出血后继发性脑损伤的重要组成部分。脑出血后，补体、凝血酶和纤维蛋白降解产物等可诱发一系列炎症反应，从而使 IL－6和 TNF－α 等多种炎症因子浓度升高，血脑屏障通透性增加，脑水肿加重，导致神经细胞凋亡，加重脑损伤。浙江省慈溪市中医院丁聪亚等对 80 例急性脑出血患者及 50 例正常对照组作了血浆 IL－6 和 TNF－α 测定，结果发现脑出血后血浆 IL－6 和 TNF－α 浓度明显升高，第 1 d 到达高峰。正常对照组血浆 IL－6 为 (1.6 ± 0.6)pg/ml，而脑出血组为 (8.7 ± 4.1)pg/ml；正常对照组血浆 TNF－α 浓度为 (1.7 ± 0.8)ng/ml，而脑出血组为 (10.7 ± 5.2)ng/ml，两组比较差异有统计学意义 $(P<0.05)$。

（7）血浆胶质纤维酸性蛋白测定：胶质纤维酸性蛋白是星形胶质细胞的主要成分之一，正常情况下外周血中胶质纤维酸性蛋白水平较低且保持平稳，当中枢神经系统发生急性损伤时，它从损伤的胶质细胞溢出，进入细胞间隙，通过血-脑屏障进入血液。杭州市萧山区第三人民医院神经内科楼建涛等用 ELISA 法对 86 例脑出血患者及 86 例正常对照组作了**血浆胶质纤维酸性蛋白（glial fibrillary acidic protein）**测定，发现脑出血患者血浆胶质纤维酸性蛋白浓度在脑出血后第 1 d 升高，第 2 d 达到高峰，后逐渐下降，5 个时间段的血浆胶质纤维酸性蛋白浓度依次为 (12.7 ± 9.5)pg/ml、(22.6 ± 14.2)pg/ml、(19.0 ± 12.6)pg/ml、(11.8 ± 8.2)pg/ml和 (8.9 ± 5.2)pg/ml，均显著高于正常对照组 (1.7 ± 0.6)pg/ml（均 $P<0.01$），与美国国立卫生院神经功能缺损评分呈显著正相关，同时发现死亡患者的浓度均高于生存患者的浓度，且各个时间点的浓度均可显著预测脑出血死亡，其中第 2 d 的浓度预测脑出血死亡最有价值。综上所述，血浆胶质纤维酸性蛋白浓度与脑出血的严重程度显著相关，可作为脑出血后神经损伤程度的评价指标，有助于早期判断高血压性脑出血患者的预后，对脑出血死亡亦有较好的预测价值。

（8）血浆高迁移率族蛋白 B₁ 检测：脑出血发病率高、预后差、炎症反应参与脑出血后继发性脑损伤过程。高迁移率族蛋白 B₁ 是一种重要的炎性因子，参与多种炎症状疾病的病理生理过程。浙江省瑞安市人民医院急诊科钱松泉等对 98 例脑出血患者及 40 例正常对照组作了血浆高迁移率族蛋白 B₁ 浓度测定，结果脑出血组浓度为 (7.6 ± 2.7)ng/ml 显著高于对照组 (1.3 ± 0.4)ng/ml$(P<0.001)$。多因素分析显示，其浓度与入院时 GCS 评分呈显著负相关 $(P<0.01)$。ROC 曲线分析显示，血浆高迁移率族蛋白 B₁ 浓度预测脑出血 1 个月内死亡有显著预测价值，且

制定血浆高迁移率族蛋白 B_1 浓度 7.9 ng/ml,对预测脑出血 1 个月内死亡有 86.2% 的灵敏度和 79.7% 的特异度。

(9)血浆抵抗素浓度测定:**抵抗素(resistin)** 是一种主要由白色脂肪细胞分泌的肽类激素,与 1 型糖尿病、胰岛素抵抗、高血压、肥胖、脂质代谢异常等有关,参与炎症反应。炎症反应是脑出血后继发性脑损伤的重要组成部分。文献报道,脑出血、脑梗死患者血浆抵抗素水平有不同程度的升高。浙江省慈溪市第二人民医院罗仕达等对 123 例脑出血患者及 50 例正常对照组作了血浆抵抗素测定,结果是脑出血组血浆抵抗素水平(27.1±10.2)ng/ml 显著高于对照组(8.9±2.5)ng/ml($P<0.01$)。ROC 曲线分析显示,它对脑出血 1 个月内死亡有显著预测价值,且判定血浆抵抗素浓度 27.4 ng/ml,对预测脑出血 1 个月内死亡有 81.3% 的灵敏度和 76.9% 的特异度,临床检测这个指标有助于判断脑出血患者的预后。

5.诊断和鉴别诊断

(1)诊断:中老年患者在活动中或情绪激动时突然发病,迅速出现局灶性神经功能缺损症状以及头痛、呕吐等颅高压症状应考虑脑出血的可能,结合头颅 CT 检查,可迅速明确诊断。

(2)鉴别诊断:① 首先应与其他类型的脑血管疾病如急性脑梗死、蛛网膜下腔出血鉴别;② 对发病突然、迅速昏迷且局灶体征不明显应注意与引起昏迷的全身性疾病如中毒(如酒精中毒、镇静催眠药物中毒、一氧化碳中毒)及代谢性疾病(低血糖、肝性脑病、肺性脑病和尿毒症)鉴别;③ 对头部有外伤史者应与外伤性颅内血肿相鉴别。

四、蛛网膜下腔出血

1.概述

蛛网膜下腔出血(subarachnoid hemorrhage,SAH) 通常为脑底部或脑壳表面的病变血管破裂,血液直接流入蛛网膜下腔引起的一种临床综合征。约占急性脑卒中的 10% 左右。

2.病因

颅内动脉瘤,是最常见的病因,约占 50%～80%,其中先天性粟粒状动脉瘤约占 75%。还可见于高血压、动脉粥样硬化致梭形动脉瘤及感染所致的细菌性颈动脉瘤等。血管畸形:约占 SHA 病因的 10%,其中动静脉急性占血管畸形的 80%,

多见于青年人,40%以上位于幕上,常见于大脑中动脉分布区。

3. 临床表现

SHA 的临床表现差异较大,轻者可没有明显的临床症状和体征,重者可突发昏迷甚至死亡,以中青年发病最多,起病突然(数秒或数分钟内发生),其一般症状是:头痛,伴一过性意志障碍和恶心呕吐,脑膜刺激症状可在发病数小时内发生,3~4周后消失。眼部症状:20%患者的眼底可见玻璃体下片状出血,发病 1 h 内即可出现,是急性颅内压增高和眼静脉回流受阻所致,对诊断具有提示。精神症状:约 25%的患者可出现精神症状。如欣快、谵妄和幻觉等。部分患者还可出现脑心综合征、消化道出血、急性肺水肿和局限性神经功能缺损症状等。

4. 实验室检查

(1) 头颅 CT:临床疑诊 SAH 首选 CT 检查,可早期诊断,出血早期敏感性高,可检出 90%以上的 SAH。

(2) 头颅 MRI:主要用于 SAH 的病因学诊断,可检出脑干小动脉畸形或动脉瘤。

(3) 腰椎穿刺:若 CT 扫描不能确定 SAH 的临床诊断,可行 CSF 检查。可显示均匀一致的血性 CSF,压力增高,蛋白和白细胞含量增加。

(4) 血液常规、凝血功能和肝功能检测有助于寻找其他出血原因。

(5) 血清 IL-10、IL-8、IL-32 等细胞因子水平升高,血浆胶质纤维酸性蛋白水平升高。

5. 诊断和鉴别诊断

本病诊断较易,患者突发剧烈的头痛、恶心呕吐、面色苍白、冷汗、脑膜刺激症状阳性以及血性 CSF 或头颅 CT 见脑池和蛛网膜下腔出血。少数患者,特别是老年人头痛等症状不典型,可能表现为腰骶部疼痛等。应注意避免漏诊和误诊。及时腰椎穿刺检查 CSF 或头颅 CT 检查可明确诊断。除与其他脑血管病的鉴别外,还应与下列疾病鉴别:① 脑膜炎:有发热等全身毒血症状,CSF 全身性改变;② 脑静脉窦血栓形成,多在产后发病或有感染史。脑膜刺激征阴性。腰椎穿刺 CSF 检查,一般无血性改变。

五、高血压脑病

高血压脑病(hypertension encephalopathy)是指多种病因所致血压急剧升高而

引起的脑功能障碍综合征。一般认为舒张压＞130 mmHg,收缩压＞180 mmHg以上,或平均动脉压超过 150～190 mmHg 者均可发病。儿童、孕妇或产妇血压＞180/120 mmHg 即可发病。常见于急进型高血压或慢性高血压伴有动脉硬化的患者,也可见于急、慢性肾小球肾炎、妊娠高血压综合征、嗜铬细胞瘤等患者。

1. 病因及发病机制

任何原因引起的血压骤升超过了脑血管的自我调节能力,均可引起高血压脑病,而出现急性全面性的脑功能障碍。

2. 临床表现

突发黑蒙、头痛、呕吐、癫痫、失语、意识障碍。体检除血压增高、意识障碍外,可合并局灶神经体征如偏瘫、失语等。眼底检查可发现视乳头边缘模糊不清,视乳头充血、水肿。有学者认为,其特征性的改变为严重动脉痉挛。

3. 实验室检查

(1) 血、尿常规及血液生化检查可无变化。若合并糖尿病、急慢性肾功能损害时,尿中可出现蛋白质、红细胞、白细胞及尿糖阳性,并可有血糖、肌酐和尿素氮增高。

(2) CSF 检查:对本病患者进行腰椎穿刺检查应特别当心,由于颅内压增高,腰穿容易诱发脑疝,导致病人死亡。若高血压脑病诊断明确应禁做此项检查。脑脊液压力常显著增高,CSF 中白细胞、红细胞和蛋白质含量亦可增加,反映脑水肿显著所致。

(3) 脑电图(EEG)检查:常显示两侧同步性尖波、慢波,或呈现局灶性短暂的节律紊乱。若为急性期伴有严重的脑水肿时,EEG 表现为弥漫性慢波。

(4) 脑 CT、MRI 检查:可见脑水肿所致的弥漫性脑白质密度降低,脑室变小。MRI 检查呈 T_1 低信号和 T_2 高信号。CT 和 MRI 显示顶枕叶水肿可能是本病的重要特征。

(5) 眼底镜检查示视乳头水肿、充血及动脉痉挛。

4. 诊断和鉴别诊断

本病的诊断主要根据以往有原发性或继发性高血压病史,发病前血压显著升高,常以舒张压升高为主(舒张压＞130 mmHg)。临床出现颅内压增高症状,并伴烦躁、惊厥和意识障碍,或有短暂的神经系统局灶性体征。CT 或 MRI 显示,特征性顶枕叶水肿。经迅速降压处理后,症状很快改善,可不遗留任何后遗症。如血压降低后,病情并无改善,应考虑其他颅内疾病的可能,如脑出血、脑梗死、癫痫、中毒和代谢性脑病等而加以鉴别。

六、脑底异常血管网病(烟雾病)

1. 概述

脑底异常血管网病(moyamoya disease)，是颈内动脉虹吸部及大脑前动脉、大脑中动脉起始部严重狭窄或闭塞、软脑膜动脉、穿通动脉等小血管代偿增生形成脑底异常血管网为特征的一种脑血管病。由于此病脑血管造影可见脑底密集成堆的小血管,酷似吸烟时吐出的烟雾,故又称烟雾病。

2. 病因

本病的病因不清,可视为先天性血管畸形,有些有家族史,可能与遗传因素有关,有些合并其他先天性疾病,多数病前有上呼吸道感染或扁桃体炎、系统性红斑狼疮等。亦可因多种后天因素如炎症、外伤等引起。虽然发病机制不明确,但普遍认为是 Willis 环主要分支血管(包括颈内动脉末端)发生闭塞,血流中断,出现临床事件后侧支循环代偿,反复发生呈阶梯式进展,形成脑底异常血管网。脑底异常血管网形成后可发生动脉瘤破裂出血或蛛网膜下腔出血。

3. 临床表现

本病多见于儿童及青年,约半数于 10 岁以前发病。常见的临床表现有：短暂性脑缺血发作(TIA)、脑卒中、头痛、癫痫发作和智能减退等。儿童患者以缺血性卒中或 TIA 为主。常见偏瘫,偏身感觉障碍或偏盲。约 10% 病例出现脑出血或SAH。头痛也较常见,其发生与脑底异常血管网形成中的血管舒缩功能异常有关。成年患者多表现为出血性卒中。如脑室出血、SAH、脑内出血等。出血性卒中多由于侧支动脉或动脉瘤破裂所致。部分病例也可表现为反复晕厥发作。

4. 实验室检查

(1) 免疫和感染病医学方面检查,有助于确定病因。

(2) 血液常规,溶血机制检测有助于对疾病的诊断。

(3) CT 或 MRI：出现脑出血、脑梗死、SAH 等相应的 CT、MRI 影像学表现。烟雾病患者的 MRI 可见多数异常血管流空影。CT 或 MRA 可能发现烟雾病特征性的血管狭窄和颅底异常血管网。

(4) 脑血管造影：DSA 显示,双侧颈内动脉虹吸段、大脑前、中动脉起始段严重狭窄闭塞,颅底异常血管网形成,可以伴有动脉瘤。

（5）经颅多普勒超声（TCD）能够发现更多缺血性和表现为非典型的血管病临床症状的成年烟雾病患者。

（6）血清 hs－CRP、TNF－α、IL－8 水平升高。

5. 诊断和鉴别诊断

儿童及青壮年患者，反复出现不明原因的 TIA、急性脑梗死、脑出血和蛛网膜下腔出血，无高血压及动脉硬化证据。结合 MRI、CT 检查等即可诊断本病。DSA 和 MRA 显示，特征性的烟雾状颅底血管改变可以确诊。实验室检查对确定有无结缔组织疾病及钩端螺旋体感染是必要的。

七、海绵窦血栓性静脉炎

1. 概述

颅内静脉窦和静脉均可形成血栓，为脑血管病的一种特殊类型。可分为静脉窦和脑静脉血栓形成两种。按病变性质又可分为非炎症性和炎症性两类。按发生部位可分为大脑浅静脉（或皮层静脉）血栓形成（CCVT），大脑深静脉血栓形成（DCVT）和硬膜窦血栓形成（DST）。

2. 病因

凡能引起静脉血流异常、静脉壁炎症反应或渗出，血液处于血栓前状态均可导致脑静脉血栓形成（CVT）。脑静脉血栓的病因大致分为两类。

（1）感染性：以海绵体窦与乙状窦多见。常常是头面部皮肤黏膜、鼻窦、乳突或中耳炎症直接扩散的结果，身体远处感染灶（手术、创伤、脓毒血症或感染性休克）亦可经血液扩散至此。

（2）非感染性：可见于下列情况：与全身衰竭血液循环缓慢，血流动力学有关，如妊娠、产褥期、口服避孕药或雄激素及病理状态。亦可见于血液系统疾病、结缔组织疾病、心脏疾病、内分泌疾病及伴发于动脉病变卒中时，如脑血栓、脑出血等。

3. 临床表现

静脉窦相互沟通，并有丰富的侧支循环。因而较小的血栓形成可无症状。临床表现可分为全身性症状和窦性症状。全身性症状，主要见于炎性静脉窦血栓形成，表现为不规则高热、寒战、乏力、全身肌肉酸痛、精神萎靡、咳嗽、皮下淤血等感染和败血症症状。败血症如持续较久或较严重，可并发脑膜炎、脑炎，病人可发生严重意识障碍,如精神错乱、谵妄、昏睡、昏迷等。乙状窦血栓形成:主要由乳突炎并发,有时可无任何明显症状。海绵窦血栓形成,常由副鼻窦、面部皮肤、乳突和眼眶感染引起。典型的最初感染常在额面三角区。上矢状窦血栓形成:本病以非炎性多见,常以亚急性发病。直窦血栓形成:本病少见。直窦接受下矢状窦、小脑上静脉和大脑大静脉的血液回流。横窦血栓形成:常伴发于乳突炎,也可见于急性中耳炎的病人。脑静脉血栓形成:多数由颅内静脉窦血栓扩展而来。

4. 实验室检查

(1)一般检查:血常规白细胞增多,血沉增快。CSF检查、脑电图无异常发现。对诊断帮助不大。在急性发病疑似静脉血栓形成的患者,还可检测血D-二聚体(D-D)浓度,如在急性期浓度>500 mg/L,有可疑病史,需高度怀疑该病的可能,必须予以影像学检查。

(2)头颅CT:早期CT扫描可正常,晚期多异常,CT扫描虽然可提示脑静脉血栓形成,但确诊常依靠脑血管造影。

(3)头颅MRI及MRA:MRI评估静脉血栓形成的优点是:对血流敏感,有识别血栓的能力,属于非创伤性检查。MRI信号变化反映血栓内脱氧血红蛋白转化为正血红蛋白的过程。MRI对脑静脉窦血栓形成特别敏感。MRA显示静脉窦血流状态更清晰,并且无创伤,无需造影剂。

(4)经颅多普勒检查和双功能经颅彩色多普勒(TCCD)。TCD和TCCD是一种无创伤性、快捷的颅内静脉检测方法,可检测颅内静脉血栓形成。

(5)脑血管造影:确诊CVT必须靠脑血管造影,侧位和斜位晚期静脉像可充分显示静脉和主要静脉窦。

(6)数字减影血管造影:能清楚显示硬膜窦以及较大的脑静脉,对静脉窦闭塞的部位和阻塞程度的诊断率可达75%～100%。

(7)血清TNF-α、SIL-2R水平升高,IL-2水平降低。

5. 诊断和鉴别诊断

颅内静脉窦血栓形成临床表现错综复杂,诊断比较困难。其中海绵窦血栓形成,常可根据原发病灶的存在,眼球突出、水肿、眼球运动受限,特别是由一侧眼球波及而明确诊断。常需与能引起一侧眼球突出和眼球运动受限的其他疾病相鉴别。上矢状窦血栓形成:某些血液病及消耗性疾病晚期的患者,患儿有严重贫血、腹泻、营养不良或产妇在分娩后1～3周内发生颅内压增高或神志不清及肢体抽搐或瘫痪,均有导致本病的可能,需与脑瘤及引起假脑瘤综合征的其他疾病相鉴别。

乙状窦血栓形成：中耳炎、乳突炎或术后出现败血症可考虑此病可能。但应与局部的硬膜外、硬膜或脑内肿瘤相鉴别。直窦血栓形成：大多由上矢状窦或乙状窦血栓形成扩展而来。应与脑动脉血栓形成及颅内占位性病变相鉴别。

（金文涛　姚永良）

第二节　中枢神经系统感染性疾病

一、化脓性脑膜炎

1. 概述

化脓性脑膜炎(purulent meningitis)是由化脓性细菌感染所致的脑脊膜炎症，为中枢神经系统常见的化脓性感染。通常起病急，好发于婴幼儿和儿童。

2. 病因

化脓性脑膜炎最常见的致病菌为脑膜炎双球菌、肺炎球菌及流感嗜血杆菌B型，其次为金黄色葡萄球菌、链球菌、大肠杆菌、变形杆菌、厌氧杆菌、沙门氏菌及铜绿假单胞菌等。感染的来源可因心、肺以及其他脏器感染波及脑室和蛛网膜下腔系统，或由颅骨、椎骨或脑实质感染病灶直接蔓延引起，部分也可以通过颅骨、鼻窦或乳突骨折或经神经外科手术侵入蛛网膜下腔引起感染，由腰椎穿刺引起者罕见。

3. 临床表现

（1）感染症状：发热、寒战或上呼吸道感染等。

（2）脑膜刺激症状：表现为颈强直、布氏症和克氏症阳性，但新生儿、老年人或者昏迷患者脑膜刺激征常常不明显。

（3）颅内压增高：表现为剧烈的头痛、呕吐、意识障碍等，腰穿时检测颅内压明显升高，有的在临床上甚至形成脑疝。

（4）局灶症状：部分患者可出现局灶性神经功能损害的症状，如偏瘫、失语等。

（5）其他症状：部分病例在菌血症时可出现皮疹，开始为弥散性红色斑丘疹，迅速转变成皮肤瘀点，主要见于躯干、下肢、黏膜以及结膜，偶见于手掌及足底。

4. 实验室检查

（1）血常规：白细胞计数增加，通常为$(10\sim30)\times10^9/L$，以中性粒细胞为主，偶见正常或超过$40\times10^9/L$。

（2）CSF 检查：压力常增高，外观浑浊呈脓性，细胞数明显升高，以中性粒细胞为主，通常为$(1\,000\sim10\,000)\times10^6/L$，蛋白升高，糖含量下降，通常低于 2.2 mmol/L，氯化物降低，脑脊液涂片革兰氏染色阳性常在 60% 以上，细菌培养阳性常在 80% 以上。

（3）脑脊液 CRP 和 NSE 含量测定：血清 CRP 是人体内重要的急性时相反应蛋白，是机体非特异性炎症反应的敏感指标之一，其作为细菌性感染与非细菌性感染的鉴别指标，已在临床广泛应用。据报道，颅内感染时脑脊液中的 CRP 亦具有诊断和鉴别诊断价值。

CRP 在绝大多数病毒感染中的血清含量变化不大，这是由于大多数病毒感染是在机体细胞内进行的。而完整的机体细胞膜上缺乏暴露的磷脂蛋白质，故不能触发 CRP 的产生和结合。相反，直接创伤和多数细菌感染发生在细胞外，足以使细胞膜分离，暴露出胆碱磷酸分子和提供 CRP 的附着点，结果通过 IL - 6 将信息传递给肝脏，并刺激肝脏产生有活性的 CRP，导致 CRP 含量升高。所以，在细菌感染时 CRP 必将升高，而在病毒感染时升高不明显。但血清中 CRP 受多种因素的影响，在多种疾病中均可升高，故检测脑脊液中的 CRP 含量更有意义。

神经元特异性烯醇化酶（NSE）主要分布于中枢神经元的胞体、轴突和树突的胞质中，神经元发生损伤，则 NSE 会漏至细胞外间隙致体液中 NSE 升高。血清中 NSE 持续升高，提示脑细胞损伤持续加重，是预后不良的预兆，而且其浓度越高，增长幅度越大，病情恢复的时间越长，其预后越差。浙江省江山市人民医院王爱红等对中枢神经系统感染的患儿 116 例（其中化脑 36 例、结脑 31 例、病脑 49 例）及 30 例正常对照组作了脑脊液 CRP 和 NSE 的检测，NSE 的检测结果显示：病毒性脑膜炎组＞结核性脑膜炎组＞化脓性脑膜炎组。而 CSF CRP 的结果为：化脑组＞结脑组＞病脑组。病脑患儿 NSE 浓度最高是因为病毒依靠细胞的胞饮作用穿透神经元细胞，对神经元造成直接侵犯，导致细胞损伤而释放 NSE 之故。结脑患儿结核菌使脑膜弥散充血、水肿，形成结核结节，进而造成颅内压增高可加重神经元的损伤。化脑的病变主要在脑膜，脑实质损害相对较轻。通过检测发现，脑脊液 CRP 联合 NSE 检测可作为上述三种脑膜炎鉴别诊断的有用指标。化脑组患者 CSF CRP 增高明显，而 NSE 浓度并无明显增高。

（4）脑脊液铜蓝蛋白测定：铜蓝蛋白（CP）是一种急性时相反应蛋白，炎症时 CSF 中含量升高。在脑膜炎性改变中，以化脓性脑膜炎的升高尤为显著，其值与病毒性脑膜炎和结核性脑膜炎相比，呈高度显著性差异，故可用于鉴别化脓性脑膜炎和其他类型脑膜炎。脑脊液 CP 的正常参考值为 0.11 g/L。

（5）影像学检查：MRI 诊断价值高于 CT，早期可正常，随病情进展可示脑实质肿胀、局部脑软化、脑膜反应等，后期可显示弥散性脑膜软化、脑水肿等。

（6）其他：血细菌培养常可检出致病菌，如有皮肤瘀点，应活检进行细菌染色验证。

（7）血清 hs - CRP、IL - 8 、IL - 6、IL - 18、TNF - α 水平升高。

5. 诊断与鉴别诊断

根据急性起病的发热、头痛、呕吐、身体有脑膜刺激征、脑脊液压力升高、白细胞明显升高即应考虑本病，但需与病毒性脑膜炎、结核性脑膜炎、隐球菌性脑膜炎鉴别。

二、结核性脑膜炎

1. 概述

结核性脑膜炎（tuberculous meningitis，TBM） 是由结核杆菌引起的脑膜和脊髓膜的非化脓性炎症性疾病。在肺外结核中大约有 5%～15% 的患者累及神经系统，其中又以结核性脑膜炎最为常见，约占神经系统结核的 70% 左右。

2. 病因

TBM 约占全身结核病的 6%，结核杆菌经血播散后在软脑膜下种植，形成结核结节，结节破溃后大量结核杆菌进入蛛网膜下腔引起 TBM。

3. 临床表现

（1）结核中毒症状：低热、盗汗、食欲减退、全身倦怠乏力、精神萎靡不振。

（2）脑膜刺激症状和颅内压增高：早期表现为发热、头痛、呕吐及脑膜刺激征。颅内压增高在早期由于脑膜、脉络丛和室管膜炎性反应，脑脊液生成增多、形成交通性脑积水所致。颅内压多为轻、中度增高，通常持续 1～2 周。晚期蛛网膜、脉络丛粘连，成完全或不完全性梗阻性脑积水，颅内压多明显增高，表现头痛、呕吐和视乳头水肿，严重时出现脑强直发作或去皮质状态。

（3）脑实质性损害：如早期未能及时治疗，发病 4～8 周时常出现脑实质损害症状，如精神萎靡淡漠、谵妄或妄想、部分性或全身性癫痫发作或癫痫持续状态、昏睡或意识模糊。肢体瘫痪如因结核性动脉炎所致，可呈卒中样发病，出现偏瘫（交叉瘫等）。如由结核病或脑脊髓蛛网膜炎引起，表现为类似肿瘤的慢性瘫痪。

（4）脑神经损害：由于炎性渗出物的刺激、粘连、压迫可致脑神经损害，以动眼、外展、面和视神经最易受累，表现为视力减退、复视和面神经麻痹等。

（5）老年人 TBM 的特点：头痛、呕吐较轻，颅内压增高症状不明显，约半数患者 CSF 改变不明显，但在动脉硬化基础上发生结核性动脉内膜炎而引起的脑梗死的较多。

4. 实验室检查

（1）血常规检查常正常，部分患者血沉加快。约半数患者结核菌素试验（OT 试验）阳性，胸部 X 线摄片可见活动性或陈旧性结核感染证据。

（2）CSF 压力增高可达 400 mmH$_2$O 或以上，外观无色透明或微黄，静止后表面出现一层白色纤维薄膜，淋巴细胞显著增多，常为 $(50\sim500)\times10^6/L$，蛋白含量升高，通常为 $1\sim2$ g，糖和氯化物下降。

（3）血清腺苷脱氨酶（ADA）测定：含量可显著升高。

（4）CSF 抗酸染色仅少数为阳性，CSF 培养出结核杆菌可确诊。

（5）脑脊液免疫球蛋白测定：对脑膜炎鉴别诊断有一定意义。结脑时 CSF 中以 IgA 增高为主，IgG 亦增高。化脑时 IgG 及 IgM 增高，尤以 IgM 增高显著。病毒性脑膜炎 IgG 轻度增高而 IgM 不增高，或仅轻微增高。

（6）CT 检查可显示基底池和皮质脑膜对比增强和脑积水。胸部 X 线、腹部、骨等 X 线检查有助于发现相应部位活动性结核灶。

（7）血清 IL - 8、IL - 10、hs - CRP 水平升高，IL - 2 水平降低。

5. 诊断和鉴别诊断

（1）诊断：根据结核病史或接触史，出现头痛、呕吐等症状，脑膜刺激征，结合 CSF 淋巴细胞增多及糖含量减低等特征性改变，CSF 抗酸涂片、结核菌培养和 PCR 检测等可作出诊断。

（2）鉴别诊断：需与隐球菌脑膜炎鉴别。由于两者临床过程和 CSF 改变极为相似，应尽量寻找结核菌和新型隐球菌感染的实验室证据。另外，还需与脑膜癌等相鉴别，后者有身体其他脏器的恶性肿瘤转移到脑膜所致。

三、新型隐球菌性脑膜炎

1. 概述

新型隐球菌性脑膜炎（cryptococcusis meningitis）是中枢神经系统最常见的真

菌感染,由新型隐球菌感染引起,其病情重、病死率高,本病发病率虽低,其临床表现与结核性脑膜炎颇相似,故临床常易误诊。

2. 病因

新型隐球菌广泛分布于自然界,如水果、奶类、土壤、鸽粪和其他鸟类的粪便中最初常感染皮肤和黏膜,经上呼吸道侵入体内。

3. 临床表现

(1) 起病隐匿、进展缓慢、早期有不规则的低热或间歇性头痛、后持续进行性加重,常以发热、头痛、恶心、呕吐为首发症状。

(2) 神经系统检查多数患者有明显的颈强直和克氏征,少数出现精神症状如烦躁不安、人格改变、记忆减退。大多数患者出现颅内压增高症状的体征,常有蛛网膜粘连而引起多数脑神经受损的症状,常累及听神经、面神经及动眼神经等。

4. 实验室检查

(1) CSF 检查:压力增高,淋巴细胞轻度、中度增多,一般为 $(10\sim500)\times10^6/L$,以淋巴细胞为主,蛋白含量增多、糖含量降低。CSF 离心沉淀后做墨汁染色,检出新型隐球菌即可明确诊断。CSF 真菌培养亦是常用的检查办法。

(2) 影像学检查:CT 和 MRI 可帮助诊断脑积水,多数患者肺部 X 线检查可有异常,可类似于结核性病灶,肺炎样改变或肺部占位样病灶。

(3) 血清 IL-18 、IL-32、SIL-2R 水平升高。

5. 诊断和鉴别诊断

(1) 诊断:依据慢性消耗性疾病或全身性免疫缺陷性疾病的病史,慢性隐匿病程,临床表现脑膜炎的症状和体征,CSF 墨汁染色检出隐球菌可确诊。

(2) 鉴别:由于本病与结核性脑膜炎的临床表现及 CSF 常规检查非常相似,故需与其他真菌感染性脑膜炎和化脓性脑膜炎相鉴别,根据临床特点及病原学检测,结合影像学检测手段不难进行鉴别。

四、病毒性脑膜炎

1. 概述

病毒性脑膜炎(vival meningitis) 又称无菌性脑膜炎、浆液性脑膜炎,是一组由各种病毒感染引起的脑膜急性炎症性疾病。临床以发热、头痛和脑膜刺激征为主要表现。本病大多呈良性过程。

2. 病因

85%～95%的病毒性脑膜炎由肠道病毒引起。该病毒属于微小核糖病毒科。有60多个不同亚型，包括脊髓灰质炎病毒、柯萨奇病毒 A 和 B、埃及病毒，其次为流行性腮腺炎病毒、单纯疱疹病毒和腺病毒。肠道病毒主要经粪-口途径传播，少数通过呼吸道分泌物传播。

3. 临床表现

（1）本病以夏秋季为高发季节，在热带和亚热带地区可终年发病。儿童多见，成人也可罹患。多为急性起病，出现病毒感染的全身中毒症状如发热、头痛、畏光、肌痛、恶心、呕吐、食欲减退、腹泻和全身乏力等，并可有脑膜刺激征。病程在儿童常超过1周，成人病程可持续2周或更长时间。

（2）临床表现可因患者的年龄、免疫状态和病毒种类及亚型的不同而异，如幼儿可出现发热、呕吐、皮疹等症状，而颈强症状轻微甚至缺如。手足-口综合征发生于肠道病毒71型脑膜炎，非特异性皮疹常见于埃及病毒9型脑膜炎。

4. 实验室检查

（1）本病的诊断主要依靠实验室的 CSF 检查：CSF 压力正常或增高，白细胞正常或增高，可达$(1～1\,000)×10^6/L$，早期以多形核细胞为主，8～48 h 后以淋巴细胞为主，蛋白可轻度升高，糖和氯化物含量正常。脑脊液中的 CRP 常不升高，对于鉴别细菌性脑膜炎和病毒性脑膜炎有意义。

（2）影像学检查：CT 扫描可有40%表现正常，平扫早期可见基底池、外侧裂膜模糊，密度增高，增强后可见明显强化。可见脑室扩大。MRI 检查所见的脑水肿、脑积水和脑实质内病灶较 CT 所见更为清晰。

（3）血清 IL-2 水平降低、IL-10、IL-18、IL-8 水平升高。

（4）脑脊液铁蛋白检测：铁蛋白（ferritin）是大分子蛋白复合物，在血脑屏障正常的情况下不易进入脑脊液。一般性感染可能影响血清铁蛋白含量，但不影响脑脊液铁蛋白含量。脑感染时，血脑屏障受损，血浆铁蛋白突破屏障进入脑脊液，同时受损坏死的脑细胞释放出铁蛋白，使脑脊液铁蛋白含量升高。汕头大学医学院第二附属医院张金池等采用化学发光法对50例化脓性脑膜炎患儿、58例病毒性脑膜炎及30例对照组（因发热等原因抽取小儿脑脊液，后排除脑部疾病者）作脑脊液铁蛋白测定，结果化脓性脑膜炎组 CSF 铁蛋白为$(177.1±97.7)\mu g/L$，病毒性脑膜炎组为$(10.4±4.4)\mu g/L$，对照组为$(5.04±1.56)\mu g/L$。脑脊液铁蛋白含量化脓脑范围为(24.5～488)μg/L,病毒性脑膜炎范围为(3.4～21.1)μg/L,两种脑膜炎几乎无交叉范围,表明脑脊液铁蛋白在鉴别这两种脑膜炎中准确性较高,可作为两者鉴别的首选项目。

5. 检验诊断和鉴别诊断

(1)诊断:本病诊断主要根据急性起病的全身感染中毒症状、脑膜刺激征、CSF 淋巴细胞轻、中度增高,除外其他疾病等。确诊需依赖 CSF。涂片、墨汁染色或培养检出新型隐球菌特异性抗原检测阳性(滴度＞1∶8)。

(2)鉴别:本病应与化脓性脑膜炎、结核性脑膜炎等鉴别。此类患者的物理检查、CSF 检查可明确诊断。

五、单纯疱疹病毒性脑炎

1. 概述

单纯疱疹病毒性脑炎(herpes simplx virus encephalitis, HSE)是由**单纯疱疹病毒(herpes simplex virus, HSV)**感染引起的一种急性 CNS 感染性疾病,又称为急性坏死性脑炎,是 CNS 最常见的病毒感染性疾病。本病呈全球分布,一年四季均可发病,任何年龄均可罹患。在中枢神经系统中,HSV 最常累及大脑颞叶、额叶及边缘系统,引起脑组织出血性坏死和变态反应性脑损害,未经治疗的 HSE 病死率达70%以上。

2. 病因

HSV 是一种嗜神经 DNA 病毒,可分为两个抗原亚型,即 HSV－1 和 HSV－2。患者和健康带毒者是主要传染源。主要通过密切接触和性接触传播,亦可通过飞沫传播。神经节中的神经细胞是病毒潜伏期的主要场所,病毒以潜伏状态长期存在体内,而不引起临床症状。HSV－1 主要潜伏在三叉神经节,HSV－2 潜伏在骶神经节。在人类大约 90% 的 HSE 是由 HSV－1 引起。仅 10% 由 HSV－2 所致。

3. 临床表现

(1)任何年龄均可患病,约 2/3 的患者发生于 40 岁以上的成人。前驱期有发热、全身不适、头痛、肌痛、嗜睡、腹痛和腹泻等症状多急性起病,约 1/4 患者有口唇疱疹史,病程有 1～2 个月。

(2)临床常见症状包括头痛、呕吐、轻微的意识和人格改变、记忆丧失、轻偏瘫,偏盲、失语、共济失调、多动、脑膜刺激症状等。

（3）病情在数日内快速进展,多数患者有意识。

4. 实验室诊断

（1）CSF 常规检查:压力正常或轻度升高,重症者可明显升高,有核细胞数增多为$(50\sim100)\times10^6/L$,,可高达 $1\,000\times10^6/L$,以淋巴细胞为主,可有红细胞增多,蛋白呈轻、中度增高,糖与氯化物正常。

（2）CSF 病原学检查:包括:① 检测 HSV 特异性 IgM、IgG 抗体,滴度在1:80以上,病程中 2 次及 2 次以上抗体滴度呈 4 倍以上增加,血与 CSF 的抗体比值<40 均可确诊。② 检测 CSF 中 HSV - DNA,应用 PCR 技术,可早期快速诊断。

（3）脑活检:脑活检是诊断单纯疱疹病毒性脑炎的金标准,可发现非特异性的炎性改变,细胞核内出现嗜酸性包涵体,电镜下可发现细胞内病毒颗粒。但该项检查有风险,又受设备限制,故目前极少开展。

（4）脑电图检查:在高波幅慢波的背景上颞叶和额叶出现局灶性尖波,并呈周期性出现等异常改变。

（5）血清 hs - CRP,IL - 6、TNF - α、IL - 1β 水平升高。

（6）影像学检查:头颅 CT 扫描可发现典型的改变,在颞叶内侧及额叶底面可见低密度病灶,有时在病灶中可见出血灶,但在发病 5 d 内 CT 扫描可以正常。MRI 较 CT 敏感,在疾病早期即可发现病变区域长 T1 长 T2 异常信号,注射增强剂后强化,对本病的诊断很有帮助。

5. 诊断与鉴别诊断

（1）临床诊断依据:① 口唇或生殖道疱疹史,或本次发病有皮肤、黏膜疱疹。② 起病急、病情重,有发热、咳嗽等上呼吸道感染的前驱症状。③ 明显的精神行为异常、抽搐、意识障碍等局灶性表现。④ CSF 红、白细胞增多,糖、氯化物正常。⑤ EEG以颞、额区损害为主的脑弥散性异常。⑥ 头颅 CT 或 MRI 发现颞叶局灶性出血性软化灶。⑦ 特异性抗病毒药物治疗有效,可间接支持诊断。但确诊有赖于血清和 CSF 的病毒免疫学及病毒分子生物学检查(如 HSV - DNA 的 PCR 检查等)。

（2）鉴别:本病需与下列疾病进行鉴别诊断:如带状疱疹病毒性脑炎、肠道病毒性脑炎、巨细胞病毒性脑炎和急性播散性脑脊髓炎等相鉴别。

六、朊蛋白病

1. 概述

朊蛋白病(prion diseases) 又称蛋白粒子病,是一类具有传染性的**蛋白粒子(prion protein)** 所致的中枢神经系统变性的疾病。由于这类疾病特征性的病理学改变是脑的海绵状变形,故又称海绵状脑病,它是一种人畜共患、中枢神经系统性非炎症性致死性疾病。

2. 病因

亚急性海绵状脑病(Creutzfeldt-Jakob disease,CJD) 是最常见的人类朊蛋白病。主要累及皮质、基底节和脊髓。本病呈全球性分布,患者多为中老年人。其病因是因为外源性朊蛋白感染和内源性朊蛋白基因突变。外源性朊蛋白感染可通过角膜、硬脑膜移植,经肠道外给予人生长激素制剂和埋藏未经充分消毒的脑电极等而传播。内源性发病原因为家族性 CJD 患者自身的朊蛋白基因突变所致,为常染色体遗传。

3. 临床表现

CJD 分为散发型、医源型、遗传型和变异型四种类型。80%～90% 的 CJD 呈散发型,发病年龄 25～78 岁,男女均可罹患,总体人群患病率为 1～2/100 万。

(1) 患者多隐匿起病,缓慢进行性发展。初期:表现为疲劳、注意力不集中、失眠、抑郁和记忆减退等类似神经衰弱和抑郁症的表现,可有头痛、眩晕、共济失调等。中期:大脑皮质、椎体外系、锥体束及小脑受损的症状交替或相继出现等。晚期:出现尿失禁、无动性缄默、昏迷或去皮质强直状态、多因褥疮或肺部感染而死亡。

(2) 变异型 CJD 的特点是:发病较早(平均约 30 岁)病程较长(>1 年),小脑必定受累出现共济失调,早期突出的精神异常和行为改变,痴呆发生较晚,通常无肌阵挛和特征性 EEG 改变。

4. 实验室检查

(1) 免疫荧光检测 CSF 中 14-3-3 蛋白可呈阳性。脑组织中大量神经元破坏可导致 14-3-3 蛋白释出至 CSF。使 CJD 病患者 CSF 14-3-3 蛋白明显增高。也可检出 S100 蛋白,因 CJD 患者 S100 蛋白随病情进展呈持续性增高。此外,CSF 的神经元特异性烯醇化酶(NSE)升高,其阳性率可达 73%。

（2）疾病中晚期脑电图可出现弥漫性慢波，伴有典型的周期性每秒 1～2 次的尖波或棘波。

（3）脑部 CT 和 MRI 早期可无异常，中晚期可见脑萎缩，发病中期在大脑底节区可出现云雾状的片状长 T_2 信号，T_1 相可完全正常，此征象对 CJD 诊断有意义。

（4）血清 IL-8.、IL-18、TNF-α、β_2-m 水平升高。

5. 诊断和鉴别诊断

（1）诊断：可采取以下标准：① 在两年内发生进行性痴呆。② 肌阵挛、视力障碍或小脑症状。③ 脑电图周期性同步放电的特征性改变或 CSF 中 14-3-3 蛋白阳性。具备以上三项即可明确诊断。但需与阿尔茨海默病、遗传性进行性舞蹈病等相鉴别。结合影像学、脑电生理、免疫学检查不难与其他神经系统疾病鉴别。

七、流行性乙型脑炎

1. 概述

流行性乙型脑炎(epidemic encephalitis)是由乙型脑炎病毒感染所致的脑膜与脑实质的炎性病变，是中枢神经系统急性传染病。由蚊传播，流行季节多在 7～9 月。

2. 病因

乙脑病毒是一种嗜神经病毒，寄生于蚊体内。受染机体在机体免疫能力低下时，病毒侵入中枢神经系统而发病，发病后脑组织出现弥漫性炎症。

3. 临床表现

由于乙型脑炎疫苗的广泛接种，临床表现发生了某些变化，即儿童发病率有明显下降趋势，成人发病率相对增多，临床表现不典型者有所增加，常与其他脑炎相混淆。按病情轻重可分为轻型、重型、普通型和爆发性。

（1）轻型：常表现发烧，体温在 38℃～39℃，伴全身感染症状，无脑病损表现。此型小儿多见。

（2）普通型：病人意识多清楚，部分病人有脑膜刺激症状，头痛、呕吐、布氏症和克氏症可阳性。精神萎靡，有时呈嗜睡状，小儿可有抽搐、体温多在 40℃左右。

（3）重型：病人多意识不清，昏迷状，有抽搐、呕吐等颅内压增高的表现，神经局灶症状不明显，四肢肌张力多下降，腱反射减弱，可引不出病理反射。

（4）爆发型：起病急骤，迅即昏迷，持续高烧，体温在 40℃以上，部分病人抽搐不止,呼吸节律及深度发生变化,颅内压增高症状明显,多因脑疝、呼吸衰竭而短期死亡。

4. 实验室检查

(1) CSF常规检查:常规压力多增高,外观无明显改变,白细胞轻度或中度增高,多数在$(5\sim11)\times10^6$/L,早期以中性粒细胞为主,$5\sim6$ d转为以淋巴细胞为主。蛋白轻度增高或正常,不超过10 g/L,糖和氯化物一般均正常。

(2) 乙型脑炎补体结合试验,检测CSF中乙脑病毒IgM抗体,其敏感性和特异性较强。

(3) 检测CSF中IgG、IgA、IgM水平亦有助于疾病的诊断。

(4) CT检查:可发现正常脑组织密度不同的低密度病灶。

(5) 乙脑单克隆抗体被动抑制试验:其阳性率可达85%以上,目前认为该试验为确诊乙脑的最佳方法。

(6) 血清IL-32、IL-10、TNF-α水平均升高。

本病需与其他病毒性脑炎、感染中毒性脑病、中暑等区别鉴别诊断。

八、艾滋病中枢神经系统损害

1. 概述

获得性免疫缺陷综合征(acquired immune deficiency Syndrome,AIDS)简称艾滋病,是**人免疫缺陷病毒(human immunodeficincy virus,HIV)**所引起的严重传染病。

2. 病因

HIV属逆转录病毒科,具有明显的细胞毒性,其对神经系统的影响大致有三个途径。首先,HIV选择性感染辅助T细胞,引起严重的细胞免疫缺陷,导致病人对许多机会(条件病原体)感染及某些肿瘤的易感性增高,神经系统的机会性感染和中枢神经系统恶性肿瘤为常见的表现。其次,HIV可以突变成为亲神经的变种,借助感染的单核和巨噬细胞通过血-脑屏障而感染中枢神经系统。再有,HIV还可感染血管内皮细胞,通过血管病变导致神经系统的损害。

3. 临床表现

HIV脑病常伴随AIDS的其他症状发生,但也可作为HIV感染的最初或唯一表现,临床上以进行性痴呆为特征,表现为渐进性认知障碍,行为异常及运动障碍。

早期症状包括记忆力、注意力减退,精神迟缓或错乱,感情淡漠,行为衰退及平衡障碍和下肢无力。

4. 实验室检查

(1) CSF 检查可以正常,2/3 病人有轻度蛋白质升高,1/4 病人有单核细胞轻度升高。

(2) 检测 HIV 抗原或 HIV 抗体有诊断价值。

(3) CT 显示,脑皮质萎缩,脑室扩大及脑白质低密度改变。后者于增强扫描时无增强效应。

(4) MRI 在 T2 加权像上除广泛皮层萎缩外,可显示脑白质弥漫性或多灶性斑片状高信号改变。

(5) 血清 IL - 6、IL - 8、TNF - α 水平升高。

5. 诊断与鉴别诊断

根据检测 HIV IgG 和 HIV 抗原结合艾滋病接触史、临床症状对艾滋病做出明确诊断。

本病需与其他脑肿瘤进行鉴别诊断。

(温江涛　徐晓文)

第三节　中枢神经系统螺旋体病

一、钩端螺旋体病

1. 概述

钩端螺旋体病(leptospirosis)是由各种不同型的致病螺旋体引起的自然疫源性人畜共患急性传染病,神经系统钩端螺旋体病是由钩端螺旋体引起的以神经系统损害为突出表现的临床综合征。

2. 病因

人类钩端螺旋体是由**细螺旋体**(leptospira)中的单独类别 L 型引起,分为三个亚型:**犬型**(camicola)、**波摩那型**(pomona)和黄疸出血型。受染动物的组织、尿液或被污染的地下水、土壤或蔬菜等为主要传染源。钩端螺旋体可以通过皮肤、呼吸道、消化道和生殖系统进入人体。一方面在组织、血液和脏器中增殖引起直接损伤;另一方面引发机体的非特异性免疫反应导致间接损害。

3. 临床表现

（1）早期：有发热、头痛、全身乏力、眼结膜充血、腓肠肌压痛和浅表淋巴结肿大等感染中毒症状，一般持续 2～4 d。

（2）中期：病后 4～10 d，表现为脑膜炎症状和体征，剧烈头痛、频繁呕吐、颈强直和脑膜刺激征，个别病例可见大脑或脑干损害，CSF 中可分离出钩端螺旋体。

（3）后期：大部分完全恢复，个别病例会出现神经系统损害并发症。

4. 实验室检查

（1）CSF：脑脊液中淋巴细胞增多，蛋白含量超过 1 g/L。

（2）血清中可检测到钩端螺旋体 IgM 抗体，但不能分离出螺旋体。

（3）头颅血管造影显示脑动脉闭塞或狭窄。

（4）头颅 CT 或 MRI 显示大脑半球多发性或双侧梗死灶。

（5）血清 TNF - α、IL - 1β、SIL - 2R 水平升高。

5. 诊断和鉴别诊断

本病诊断根据病史，结合检测血或 CSF 中 IgM 螺旋体抗体即可明确诊断，但需与其他脑寄生虫病相鉴别。

二、神经系统莱姆病

1. 概述

神经莱姆病（lyme neuroborreliosis）是由**伯氏疏螺旋体（Borrelia burgdorferi，BB）**引起的神经系统感染，我国目前已近 20 多个省存在神经莱姆病。

2. 病因

病原体伯氏疏螺旋体经蜱传播，感染任何动物，但被感染后不一定患病，蜱叮咬人体后，伯氏疏螺旋体侵入皮肤并在局部孵育（Ⅰ期）多数在局部皮肤播散，形成慢性游走性红斑（ECM），数日至数周内（Ⅱ期），螺旋体经淋巴管进入淋巴结，或经血液播散到各个器官，约 10% 患者转变为严重的慢性病变（Ⅲ期）。伯氏疏螺旋体感染后约 10% 病人发生神经系统损害。

3. 临床表现

Ⅰ期在蜱叮咬后 3～32 d，出现 ECM 外可有头痛、肌痛、颈强直及罕见的面神经瘫痪，ECM 常在 3～4 周后消失。Ⅱ期从发生股部、腹股沟或腋窝 ECM 后数周，出现无菌性脑膜炎或脑膜脑炎。表现脑膜刺激症状如头痛、颈强直、关节或肌肉疼痛、食欲下降和咽痛等。Ⅲ期常见于原发感染后数月,特征是出现慢性关节炎,常见于 HLA‑DR2 阳性患者,神经系统的表现可有记忆和认知障碍、视神经和括约肌功能异常等。

4. 实验室检查

(1) 血常规检查正常,血沉加快。

(2) 血液生化检查:血清 ALT、AST 及 LDH 水平增高。

(3) CSF 检查:淋巴细胞增多$(100\sim200)\times10^6/L$,蛋白轻度升高,糖含量正常。用 ELISA 法可迅速检出 CSF 和血清中伯氏疏螺旋体特异性抗体。IgM 抗体在感染后 3～4 周升高,6～8 周达到高峰,随后下降,4～6 个月恢复正常;IgG 抗体在 6～8 周升高,4～6 个月达到高峰,常在数年内仍可检测到。CSF 和皮肤可分别培养伯氏疏螺旋体。

(4) 影像学检查:头颅 CT 和 MRI 检查多为正常,慢性期 CT 和 MRI 可显示脑部的多灶性病变及脑室周围损害。

(5) 血清 IL‑2 水平降低,IL‑8、IL‑10、IL‑18 水平升高。

5. 诊断和鉴别诊断

诊断主要根据流行病学、脑膜炎、神经根炎、脑病和脊髓病等临床表现和特异性血清学试验,蜱咬伤史和游走性红斑(ECM)等可高度提示诊断。

鉴别诊断:本病应与特发性面神经麻痹、无菌性脑膜炎、脑血管病、脑肿瘤、面神经炎、多发性硬化等鉴别,血清学试验对鉴别诊断有帮助。

三、神经梅毒

1. 概述

神经梅毒(neurosyphilis)系由**苍白密螺旋体(treponema pallidum)**感染人体后出现的脑脊液、血管或脑脊髓实质损害的一组临床综合征,是晚期梅毒(Ⅲ期)梅毒全身性损害的重要表现。

2. 病因

神经梅毒的病因是因为感染了苍白密螺旋体,感染途径有两种,后天感染主要传播方式是不正当的性行为,男同性恋者是神经梅毒的高发人群。先天梅毒则通过胎盘由患病母亲传染给胎儿。约 10% 未经治疗的早期梅毒最终发展成为神经梅毒。

3. 临床表现

本病常见无症状型神经梅毒、梅毒性脑膜炎、血管型梅毒、脊髓痨和麻痹性痴呆五种类型。

(1)无症状型神经梅毒:瞳孔异常是唯一提示本病的体征。根据血清学试验和 CSF 检查白细胞数超过 $5\times10^6/L$ 可诊断。MRI 可发现脑膜有增强信号。

(2)脑膜神经梅毒:常发生于原发性梅毒感染后 1 年内,主要为青年男性、发热、头痛和颈强直等症状,颇似急性病毒性脑膜炎。亚急性或慢性起病者以颅底脑膜炎多见。脑神经 Ⅱ、Ⅲ、Ⅳ、Ⅴ、Ⅵ、Ⅶ、Ⅷ可受累。

(3)脑膜、脊髓膜血管梅毒:脑脊膜与血管的联合病变出现于原发感染后 5～30 年,神经症状缓慢出现或突然发生,体征取决于闭塞的血管,其临床症状颇似脑梗死的症状。

(4)麻痹性神经梅毒:多见于初期感染后 10～30 年,发病年龄通常在 40～50 岁,以进行性痴呆合并神经损害为主,常见记忆力丧失,精神行为改变等。

(5)脊髓痨:多于梅毒感染后 15～20 年发病,起病隐匿,表现脊髓症状,如下肢针刺样或闪电样疼痛、进行性感觉性共济失调、括约肌及性功能障碍等。

(6)先天性神经梅毒:梅毒螺旋体在妊娠期 4～7 个月由母体传播给胎儿,多表现为脑积水及哈钦森三联征(间质角膜炎、畸形齿、听力丧失)。

4. 实验室检查

(1)CSF 淋巴细胞显著增多 $(100～300)\times10^6/L$,蛋白含量增高达 $0.4～2\ g/L$,糖含量减低或正常。

(2)梅毒快速血浆抗体实验、梅毒螺旋体凝集试验,如 CSF 检测结果为阳性,则可提示为神经梅毒。

(3)胎传梅毒可用羊膜穿刺抽取羊水,用单克隆抗体检测梅毒螺旋体。

(4)血清 $IL-2$ 水平降低,$IL-6$、$IL-8$、$IL-\beta_1$ 水平升高。

5. 诊断和鉴别诊断

(1)诊断:神经梅毒的诊断主要根据性紊乱、艾滋病史或先天性梅毒感染史。神经系统受损的临床表现,如脑膜和脑血管损害症状体征,特别是阿-罗瞳孔、CSF 中淋巴细胞增多、血清和 CSF 梅毒试验阳性即可诊断。性病研究实验室试验(VDRL)对诊断神经梅毒有重要价值,VDRL 在血清中可产生假阳性,但在 CSF 中极少假阳性。CSF 检查 VDRL 阳性可作出神经梅毒诊断,并可定量。TPPA(梅毒螺旋体抗体明胶颗粒凝集试验)作为梅毒抗体检测的确诊方法,有着很高的敏感度和特异性,操作较简便,结果清晰易判断,但价格昂贵。另外,TP-PCR 检测梅毒螺旋体 DNA,特异性很强,敏感性很高,是目前诊断梅毒螺旋体的先进方法。

(2) 鉴别诊断:本病需与其他各种病因的脑膜炎、脑炎、脑血管病、痴呆、脊髓病和周围神经病等鉴别。

(周　彦　李兰亚)

第四节　中枢神经系统寄生虫病

一、脑囊虫病

1. 概述

脑囊虫病(cerebral cysticercosis)是由猪绦虫蚴虫(囊尾蚴)寄生脑组织形成包囊所致。50%～70%的患者可有中枢神经系统受累,是最常见的中枢神经系统的寄生虫感染,本病主要流行于东北、华北、西北和山东一带。

2. 病因

人是猪绦虫(有钩绦虫)的中间和终末宿主。感染途径有两种,最常见的是外源性感染,即人体摄入带有被虫卵污染的食物,或是因不良卫生习惯虫卵被摄入人体内致病。少见原因为内源性感染,即肛门—口腔转移而形成自身感染,或者是绦虫的节片逆行入胃,释放虫卵,虫卵进入十二指肠内孵化逸出六钩蚴,蚴虫经血液循环分布全身发育成囊尾蚴,寄生在脑实质、脊髓、脑室和蛛网膜下腔形成囊肿。

3. 临床表现

临床表现与囊虫数量、大小及感染部位有关,根据包囊存在的位置不同,临床表现为四种基本类型。

(1) 实质型:临床表现与包囊的位置有关,实质的包囊引起全身性和部分性癫痫发作,可突然或缓慢出现偏瘫、感觉缺失、偏盲和失语、小脑的包囊引起共济失调;血管受损后可引发卒中,出现肢体无力、瘫痪、病理反射阳性。极少数患者包囊的数目很多,并分布于额叶或颞叶等部位可发生精神症状和智能障碍,罕见的情况时,在感染初期发生急性弥漫性脑炎,引起意识障碍直至昏迷。

(2) 蛛网膜型:脑膜的包囊破裂或死亡可引起脑膜刺激症状、交通性脑积水和脑膜炎等表现。包囊在基底池内不断扩大,引起阻塞性脑积水、脊髓蛛网膜受累出现蛛网膜炎和蛛网膜下腔完全阻塞。

（3）脑室型：第三和第四脑室内的包囊可阻断脑脊液循环,导致阻塞性脑积水,包囊可在脑室腔内移动,并产生一种球状活瓣作用,可突然阻塞第四脑室正中孔,导致脑压突然急骤增高,引起眩晕、呕吐、意识障碍和跌倒甚至死亡。少数患者可在没有任何前驱症状的情况下突然死亡。

（4）脊髓型：非常罕见,可在颈胸段出现硬膜外损害。

4. 实验室检查

（1）血和 CSF 检查：血常规检查嗜酸性粒细胞增多,CSF 检查可能正常或淋巴细胞增多和压力升高,蛋白含量正常或轻度升高,糖、氯化物正常,ELISA 检测血清和 CSF 囊虫抗体阳性。

（2）头颅 CT：能显示囊虫的位置、数量、大小是否钙化以及脑水肿、脑积水和脑室的形态。脑囊虫 CT 所见主要为集中或散在的直径 0.5～1.0 cm 的圆形或类圆形阴影,可呈低密度、高密度或高低混杂密度影。增强扫描头节可强化。

（3）头颅 MRI 检查：根据囊虫感染的先后时间不同,可分为不同时期,有不同的表现。特征性表现为多发性囊型,多散在分布于脑实质的皮层区,能见到囊壁内侧偏于一侧有一真状影为头节,增强后囊型或头节不增强或轻度增强。

（4）血清 hs - CRP、TNF - α 水平显著升高。

5. 诊断与鉴别诊断

粪便中发现绦虫卵或节片是诊断绦虫病的重要依据。在疫区,对具有癫痫发作、颅内压增高、精神障碍三大症状的患者,应高度怀疑脑囊虫病,若有囊虫皮下结节对诊断脑囊虫病更有帮助。特征性脑 CT、MRI 改变是诊断脑囊虫病的重要依据。血清、特别是脑脊液检查发现囊虫抗体阳性有助于脑囊虫病的确诊。关于鉴别诊断,癫痫型者应与原发性癫痫相鉴别。脑膜炎型者应与结核性或新型隐球菌性脑膜炎相鉴别。多发囊肿应与多发性转移瘤及多发性腔隙性脑梗死相鉴别。

二、脑血吸虫病

1. 概述

脑型血吸虫病（cerebral schistosomiasis）大多数由日本血吸虫引起,3‰～5‰的日本血吸虫病患者中枢神经系统受累,多发生与青壮年,男性多于女性。主要流行于长江中下游及南方等省。

2. 病因

血吸虫卵由粪便污染水源,在中间宿主钉螺内孵育成尾蚴,人接触疫水后经皮肤或黏膜侵入人体,在门静脉系统发育成成虫,成虫侵入末梢小血管或淋巴管,逆行到达肠系膜上下静脉,在肠壁黏膜下产卵,部分产卵异位于脑的小静脉可引起大脑损害,或经血液循环进入脑内。

3. 临床表现

(1) 急性型:较少见,常暴发起病,在感染后 4～6 周出现症状,以脑膜脑炎为主要表现,如发热、头痛、意识模糊、嗜睡、昏迷、偏瘫,亦可表现为急性脊髓炎型,与常见的急性脊髓炎表现相同。

(2) 慢性型:一般发生于感染后 3～6 个月,长者到达 1～2 年,主要表现为慢性血吸虫脑病,虫卵所致肉芽肿形成,临床表现可为肿瘤型,出现颅内压升高症状如头痛、呕吐、视乳头水肿以及局灶性神经系统损害体征,可为癫痫型,出现部分性及全身性痛性发作也很常见,亦可为脊髓压迫型,肉芽肿形成可引起急性不完全性横贯性脊髓损害症状和体征。

4. 实验室检查

(1) 血液常规检查:外周血嗜酸性粒细胞增多,淋巴细胞亦增多。

(2) CSF 检查:可有轻度至中度淋巴细胞增多、蛋白含量也增高。

(3) 免疫学检查:可检查血吸虫特异性抗原。

(4) CT 和 MRI 检查:可见脑和脊髓病灶。

(5) 血清 IL - 4、IL - 8、IL - 18、IL - 32 水平升高。

5. 诊断和鉴别诊断

(1) 诊断:诊断根据患者来自血吸虫病区,并有疫水接触,有胃肠不适史,临床表现有颅内压增高、癫痫发作等,血中嗜酸性粒细胞增多,粪便中检测到血吸虫卵,血清学试验和直肠活检亦有助诊断。

(2) 鉴别诊断:本病需与其他癫痫病相鉴别。

三、脑弓形虫病

1. 概述

脑弓形虫病系由专门在细胞内寄生的**弓形虫(toxoplasma gondii)**原虫感染所

致的脑病,其在 AIDS 病人中发病率约 2%～13%。

2. 病因

本病是由弓形虫感染引起的局灶性或弥漫性脑膜脑炎。

3. 临床表现

脑弓形虫病通常为亚急性起病,开始常有发热、头痛等一般症状,病程中 70% 出现局灶性神经体征,其中半数有癫痫发作,运动、感觉和视觉障碍常见。另一部分病人为弥漫性脑损害和脑膜刺激征,精神障碍也明显。

4. 实验室检查

(1) CSF:可见蛋白质升高,淋巴细胞增多并不多见。

(2) CT:CT 增强扫描几乎均有阳性发现,表现为分布于皮层下灰白质之间或基底节区的单个或多发的团状病灶。75% 有环形或同质性增强,可有水肿带和占位效应。MRI 在发现病灶上较 CT 优越,MRI 的典型表现为位于脑实质深部单个或多发性环形强化或结节状强化的病灶,大小不等,伴有明显的外周水肿。

(3) 血清学试验:检测弓形虫抗原及弓形虫 IgM、IgG 抗体阳性,有助于本病的诊断。

(4) PCR 检测:检测弓形虫 DNA,有助于本病的诊断。

(5) 血清 hs－CRP、IL－6、TNF－α 水平均显著升高。

5. 诊断和鉴别诊断

(1) 诊断:对本病的诊断根据体征特别是伴 AIDS 病人常会造成脑损害。CT、MRI 基本上可以作出明确诊断。

(2) 鉴别诊断:本病需与脑肿瘤、癫痫患者作鉴别诊断。

四、脑型肺吸虫病

1. 概述

脑型肺吸虫病(cerebral paragonimiasis) 是由卫氏并殖吸虫和墨西哥并殖吸虫侵入人体后引入脑导致的中枢神经系统损害所引起的疾病。我国华北、华东、西南、华南的 22 个省、自治区均有流行。

2. 病因

通常在食用生的或未煮熟的水生贝壳类如淡水蟹或蝲蛄(均为肺吸虫的第二

中间宿主)后被感染,幼虫在小肠脱囊而出,穿透肠壁进入腹腔移行,再穿透膈肌而达肺内发育成成虫。成虫可以从纵隔沿颈内动脉周围软组织上行入颅,虫体在脑内移行时可直接引起脑组织的损害,且虫体所产生的代谢产物及大量沉积可导致组织和异物反应。

3. 临床表现

10%～15%肺吸虫患者可累及中枢神经系统,可表现为发热、头痛、呕吐、部分性及全身性癫痫发作、偏瘫、失语、共济失调、视觉障碍、视乳头水肿、精神症状和痴呆等症状和体征。

4. 实验室检查

(1) 血常规检查:可见贫血,嗜酸性粒细胞增多,血沉加快。

(2) CSF 检查:可见中性多形核细胞增多,慢性期以淋巴细胞增多,蛋白增高,糖降低。

(3) 痰液和粪便中可找到肺吸虫的虫卵。

(4) 肺吸虫补体结合试验阳性有助于诊断。

(5) CT 检查:可见脑室扩大和钙化的肿块。

(6) 血清 IL - 10、IL - 18、TNF - α 水平升高。

5. 诊断和鉴别诊断

(1) 诊断:① 在疫区有食用河蟹或饮生水史。② 有高颅压的症状和体征。③ 肺吸虫补体结合试验、皮试阳性。④ CT 检查发现肺吸虫囊肿和钙化灶。

(2) 鉴别诊断:本病需与蛛网膜下腔出血、脑水肿、结核性脑膜炎、脑囊虫病及原发性癫痫相鉴别。

五、脑型疟疾

1. 概述

疟疾是一种寄生虫病,主要分布在热带、亚热带及温带,90%的患者在非洲,脑型疟疾是疟疾凶险发作的常见表型,来势凶猛,进展快,变化多,病程短,如不及时抢救其病死率极高。

2. 病因

本病主要由恶性疟原虫在红细胞中大量繁殖,受染的红细胞体积增大成为球形、彼此粘连成团,并极易粘附于微血管内皮细胞,引起局部的病理反应。

3. 临床表现

恶性疟疾可突然出现高热、寒战、头痛等近似流行性感冒症状，也有以发热、嗜睡、腹泻等类似胃肠炎的反应。还有骤起抽搐为首发症状，于数小时内迅速转为昏迷。

4. 实验室检查

（1）本病主要依靠血液涂片找到疟原虫并区别是哪一种疟原虫，即可明确诊断。

（2）疟原虫抗原检测（胶体金法），既可用于检测疟原虫感染，也可通过 HRP Ⅱ 和醛缩酶显色反应竞争对恶性疟原虫感染做出鉴别诊断。

5. 诊断和鉴别诊断

（1）诊断：① 在疟疾流行区发病。　② 畏寒、发热、头痛和呕吐等疟疾的一般表现。③ 昏迷、嗜睡或抽搐，可有阳性病理反射或脑膜刺激征，并排除其他原因所致的惊厥和意识障碍。④ 血涂片查到疟原虫。

（2）鉴别诊断：本病需与其他脑脊髓膜炎、癫痫等疾病相鉴别。

（史进芳　滕士阶）

第五节　中枢神经系统脱髓鞘病

一、多发性硬化

1. 概述

多发性硬化(multiple sclerosis，MS)是以中枢神经系统白质炎性脱髓鞘病变为主要特点的自身免疫性疾病。本病最常见累及的部位为脑室周围白质、视神经、脊髓、脑干和小脑。

2. 病因

① 病毒感染与自身免疫反应：MS 病因及发病机制至今不明。MS 与儿童期接触的某种环境因素如病毒感染有关。MS 的组织损伤及神经系统症状被认为是针对自身髓鞘抗原的免疫反应所致。② 分子模拟学说：认为患者感染的病毒可能与 CNS 髓鞘蛋白或树突胶质细胞存在共同抗原。病毒感染后体内 T 细胞激活并生成病毒抗体，其可与神经髓鞘多肽片段发生交叉反应，导致脱髓鞘病变。③ 遗

传因素：MS 有明显的家族倾向，与 6 号染色体组织相容性抗原 HLA‑PR 位点有关。④ 环境因素：MS 多见于高纬度地带国家如北欧及英美等国，我国属低发病区，但近年来我国 MS 的发病率已出现上升趋势。

　　3. 临床表现

　　(1) 年龄与性别：起病年龄多在 20～40 岁，10 岁以下和 50 岁以上患者少见。男女患病之比为 1∶2。

　　(2) 发病形式：以亚急性起病多见，急性和隐匿起病仅见于少数病例。

　　(3) 临床特征：绝大多数患者在临床上表现为空间和时间多发性。空间多发性是指病变部位的多发，时间多发性是指缓解—复发的病程。

　　(4) 临床症状和体征：由于多发性硬化患者大脑、脑干、小脑、脊髓可同时或相继受累，故临床症状和体征多种多样，多发性硬化体征常多于症状，如主诉一侧下肢无力，麻木刺痛的患者，查体时往往可见双侧皮质脊髓束或后索受累的体征。其主要的症状和体征是：肢体无力、感觉异常、眼部症状常表现为急性神经炎或球后视神经炎。30%～40% 的患者有不同程度的共济运动障碍，发作期持续时间短暂。常见的精神症状就多表现为抑郁、易怒和脾气暴躁，另外，膀胱功能障碍，表现为尿频、尿急、尿潴留、尿失禁，男性多发硬化症还可以表现性功能障碍。

　　4. 实验室检查

　　(1) CSF 检查：CSF 单个核细胞数轻度增高或正常。CSF 一般在 $15\times10^6/L$ 以内，约 1/3 病人起病恶化时可轻至中度升高，通常不超过 $50\times10^6/L$，约 40% 的 MS 患者 CSF 蛋白轻度升高。

　　髓鞘碱性蛋白(MBP)在多发性硬化的急性期明显增高，其正常参考范围是比色法：0～4 μg/L。慢性活动者约 50%MBP 升高，但非活动者不增高。此外，也可见于桥脑中心髓质溶解症等其他脱髓鞘病。

　　(2) IgG 鞘内合成检测：MS 的 CSF‑IgG 增高主要在中枢神经系统(CNS)内合成，是 CSF 重要的免疫学检查。CSF‑IgG 指数：是 IgG 鞘内合成的定量指标，见于约 70% 以上的 MS 患者，测定此指标可计算 CNS 24 h IgG 合成率，意义和 IgG 指标相似。CSF‑IgG 寡克隆区带(OB)：是 IgG 鞘内合成的定性指标。阳性率可达到 95% 以上，只有 CSF 中存在 OB 而血清缺如才支持 MS 诊断。

　　(3) 诱发电位：包括视觉诱发电位，脑干听觉诱发电位和体感诱发电位，约 50%～70% 的 MS 患者可有一项或多项异常。

　　(4) MRI 检查：分辨率高，可识别无临床症状的病灶，可见大小不一类的 T1

低信号、T2 高信号,常见于侧脑室前角与后角周围、半卵圆形中心及胼胝体或为融合斑,多见于脑室体部,脑干、小脑和脊髓可见斑点状病灶,表现不规则 T1 低信号及 T2 高信号。

(5) 血清 TNF‐α、SIL‐2R、IL‐18 水平升高。

5. 诊断和鉴别诊断

(1) 诊断:① 从病史和神经系统检查,查明中枢神经系统白质内同时存在有多处以上病灶。② 起病年龄在 10～50 岁之间。③ 有缓解与复发交替的病史,两次发作的间隔至少 1 个月,病程持续 24 h 以上,或呈缓慢进展方式而病程至少 6 个月以上。④ 可排除其他疾病,如符合以上四项,可诊断为临床确诊的多发性硬化。

(2) 鉴别诊断:本病应与急性散播性脑脊髓炎、脑动脉炎、颈椎病导致的脊髓压迫症等鉴别。

二、急性播散性脑脊髓炎

1. 概述

急性播散性脑脊髓炎(acute disseminated encephalomyelitis, ADEM)是广泛累及脑和脊髓白质的急性炎症性脱髓鞘疾病,通常发生在感染后、出疹后或疫苗接种(狂犬疫苗、脑炎疫苗等)后,其病程特征为多灶性,弥散性髓鞘脱失。

2. 病因

可能的机制是机体在病毒感染、疫苗接种或是在服用某种药物后,这些致病因子侵犯了中枢神经系统,改变了其抗原性,或是由于某种因素引起了隐匿抗原的释放,机体不能识别这些抗原,从而导致机体发生针对自身髓鞘的免疫攻击。

3. 临床表现

(1) 该病好发于青壮年,多为散发,无季节性,常于感染或疫苗接种后 1～2 周急性起病,脑脊髓炎常见于皮疹后 2～4 d,患者在疹斑消退、症状改善时突然出现高热、头痛、头昏、全身酸痛、昏睡等症状,脊髓受累可出现脊髓受损平面以下的四肢瘫痪或截瘫。锥体外系受累可出现震颤和舞蹈样动作,小脑受累可出现共济运动障碍。

(2) 急性坏死性出血脑脊髓炎:常见于青壮年,病前 1～2 周内可有上呼吸道感染史,起病急,病情凶险,症状体征在 2～4 d 内达高峰,出现高热、意识模糊等症状,死亡率极高。

4. 实验室检查

(1) 外周血白细胞增高、血沉加快。

(2) CSF：压力增高或正常，CSF-MNC 增高，急性坏死性出血脑脊髓炎多以多形核细胞为主，红细胞常见，蛋白轻度或中度升高，以 IgG 增高为主，可发现寡克隆带。部分患者的 CSF 中出现髓鞘碱性蛋白。

(3) EEG 对于脑部病灶较广泛者，可见慢波增多。

(4) CT 显示脊髓白质或疫苗接种后急性起病的脑实质弥漫性损害。MRI 为本病最有价值的辅助检查，脑和/或脊髓可见多个斑片状长 T_1、长 T_2 信号，以白质为主，急性期病灶可被增强，有时呈环形增强。

(5) 血清 TNF-α、hs-CRP、SIL-2R 水平升高。

5. 诊断和鉴别诊断

(1) 诊断：根据感染或疫苗接种后急性起病的脑实质弥漫性损害，脑膜炎累及脊髓炎症状，CSF-MNC 增多，EEG 广泛中度异常，MRI 显示脑和脊髓内散在的病灶等可作出诊断。

(2) 鉴别诊断：本病需与单纯疱疹病毒性脑炎、多发性硬化症等疾病相鉴别。

（金文涛　李兰亚）

第六节　锥体外系疾病

一、帕金森病（震颤麻痹）

1. 概述

帕金森病（Parkinson's diseases，PD）又名**震颤麻痹（paralysis anitans）**是一种常见于中老年的神经变性的疾病。临床上以静止性震颤、运动迟缓、肌强直和姿势步态障碍为主要特征，随年龄增高而增加，男性稍高于女性。

2. 病因

(1) 遗传因素：如细胞色素 P450-D6 基因可能是帕金森病发病的易感因素之一。目前认为，10% 的患者有家族史。

(2) 环境因素：在 80 年代初发现一种嗜神经 1-甲基-4-苯茎-1、2、3、6-四氢吡啶（MPTP）可诱发人和其他灵长类动物出现典型的帕金森综合征表现。MPTP

在化学结构上与某些杀虫剂和除草剂相似。另一原因可能是帕金森病患者的黑质中存在的复合物失活性和还原型谷胱甘肽含量明显降低,氧化应激增强提示抗氧化功能障碍及氧化应激可能与帕金森病的发生、发病有关。

(3) 神经系统老化:帕金森病主要发生于中老年人,40岁以前发病少见,提示变老与发病有关。总之,帕金森病绝非单一因素所致,而是多因素相互作用,除基因突变导致少数患者发病外,基因易感性可使患病率增加,但并不一定发病,只有在环境因素及变老的共同作用下,通过氧化应激,线粒体功能衰竭,蛋白酶体功能紊乱,免疫炎症反应稳态失衡,兴奋性毒性,细胞凋亡等机制导致黑质多巴胺神经元大量变性、丢失,以致发病。

3. 临床表现

本病多于60岁以后发病,临床30岁以下发病者隐匿起病,缓慢进展,症状常始及一侧上肢,逐渐波及同侧下肢,再波及对侧上肢及下肢。

(1) 静止性震颤:常为首发症状,多始及一侧上肢远端,静止位时出现或明显,随意运动时减轻或停止,紧张时加剧,入睡后消失。少数患者可不出现震颤,部分患者可合并轻微姿势的震颤。

(2) 肌强直:指被运动关节时阻力增加。其特点为被运动关节时阻力大小始终一致。而且阻力大小基本不受被运动的速度和力量的影响,类似弯曲软铅管的感觉。在有静止性震颤的患者中可感觉在均匀的阻力中出现持续停顿,如同转动的齿轮感。四肢、躯干、颈部肌强直可使患者出现特殊的屈曲体姿,表现为头部前倾,躯干偏屈,上肢肘关节屈曲,腕关节伸直,前臂内收,下肢髋及膝关节均略微弯曲。

(3) 姿势步态障碍:指平衡功能减退,姿势反射消失引起的姿势步态不稳,易跌倒。

(4) 运动迟缓:指随意动作减少,动作缓慢笨拙,早期表现为手指精细动作如系纽扣、系鞋带等动作缓慢。逐渐发展或全面性随意性运动减少、缓慢。晚期因合并肌张力增高致起床、翻身均有困难。口、咽腭运动障碍,语速变慢,语音低调,书写时越写越小,做快速重复性动作,如指对指可表现为运动速度和幅度进行性降低。

(5) 其他:自主神经症状常见,如便秘、出汗异常、性功能减退等,吞咽活动减少可导致口水过多、流涎、常伴抑郁和睡眠障碍,约15%～30%患者在疾病晚期发生痴呆。

4. 实验室检查

（1）血、CSF 常规检查无异常，CSF 中多巴胺的代谢产物**高香草酸（homovanillic acid, HVA）**含量减低。

（2）CT、MRI 检查亦无特征性改变，或有脑萎缩。功能性脑影像 PET 或 SPLCT 检查有辅助诊断价值。

（3）以 ^{18}F-多巴作示踪剂作多巴摄取功能 PET 显像可显示多巴胺递质合成减少。

（4）正电子发射显像（PET）发现两侧皮层葡萄糖和氧化代谢降低，脑血流量减少，以顶、颞叶较明显。

（5）另外，通过基因检测技术可能在少数家族性 PD 患者中发现基因突变。

（6）血清 Hcy、IL-8、IL-18、SIL-2R 水平均升高。

（7）血浆 β-EP 放射免疫分析：β-EP 是内源性阿片肽的一种，是人体内作用力最强的类鸦片肽之一，其合成及分泌在 β-EP 神经元细胞核内。正常人的 β-EP 主要分布在下丘脑和垂体，此外，在黑质和纹状体中亦有分布。大连医科大学附属第一医院张巍、杨春等对 35 例帕金森氏病（PD）患者及 30 例正常对照组作了血浆 β-EP 放射免疫分析，结果发现血浆 β-EP 含量 PD 组较正常对照组明显降低（$P < 0.01$），分别为（5.95 ± 5.21）和（13.81 ± 10.84）pmol/L，表明帕金森病（PD）患者与黑质、纹状体受损有关，而黑质、纹状体受损进一步导致多巴胺（DA）代谢异常，可使 PD 症状加重。

5. 诊断和鉴别诊断

（1）诊断：根据中老年发病，缓慢进展病程，必备运动迟缓及至少具备静止性震颤、肌强直或姿势步态障碍中的一项，结合对左旋多巴胺治疗敏感即可作出临床诊断。

（2）鉴别诊断：在所有的帕金森综合征中约 75％为原发性帕金森病，约 25％为其他原因引起的帕金森综合征，提示帕金森病的临床特征包括症状体征不对称，静止性震颤，对多巴胺替代治疗敏感。本病早期需与特发性震颤、抑郁症、脑血管病鉴别。

二、肝豆状核变性

1. 概述

肝豆状核变性（hepatolenticular degeneration, HLD）又称**威尔逊病（Wilson's disease, WD）**是一种遗传性铜代谢障碍所致的肝硬化和以基连节为主的脑部变性疾病。临床特征为进行性加重的椎体外系症状、精神症状、脑硬化、肾损害及角膜色素损害。

2. 病因

本病为常染色体隐性遗传铜代谢障碍疾病。致病基因位于 138q14.3 编码一种含 1411 个氨基酸的蛋白,属 P 型 ATP 酶家族,称为 ATPFB 基因,主要在肝脏表达,表达产物 P 型铜与糖 ATP 酶位于肝细胞的 60 高尔基体,负责肝细胞内的铜转运,该基因含 3 个功能区,即金属离子结合区,ATP 酶功能区,跨膜区。目前发现本病的基因突变位点位于 ATP 酶功能区,且有多种突变型。

3. 临床表现

多见于青少年起病,少数可迟至成年期,以肝脏症状起病者平均年龄约为 11 岁,以神经症状起病者平均年龄为 19 岁。主要症状有:

(1) 神经系统症状:表现为肢体缺陷样及手足抽动样动作、肌张力障碍、运动迟缓、语言障碍、吞咽困难、皮质功能损害者可以引起智力减退,注意力不集中,无故痴笑,易游动等症状。

(2) 肝脏症状:约 80% 患者发生肝脏症状,大多数表现为非特异性慢性肝脏症状,如肝大或缩小、脾大及脾功能亢进、黄疸、腹水等。约 10%～30% 患者发生慢性活动性肝炎等。

(3) 脑部损害是本病的最主要的特征。95%～98% 患者有 K-F 环,绝大多数见于双眼,个别见于单眼,明显时肉眼可见大多数出现神经症状时可发现此环,位于角膜后缘与巩膜交接处,为血铜沉积于角膜后的弹力层所致。少数患者还可以出现晶体混浊、白内障等。

4. 实验室检查

血清铜蓝蛋白及铜氧化酶活性,正常人血清铜蓝蛋白值为 0.26g～0.36 g/L,本病患者显著降低,甚至为零。血清铜蓝蛋白的降低是重要的诊断依据之一。血清铜氧化酶活性与血清铜蓝蛋白含量成正比,故测定铜氧化酶活性可间接反映血清铜蓝蛋白含量。测定血清铜含量:正常人血清铜为 14.7～20.5 $\mu mol/L$,本病患者 90% 血清铜降低。肝肾功能以椎体外系症状为主要表现者,早期可无肝功能损害,以肝损害为主表现者可出现不同程度的肝功能异常。表现为血清 ALT 增高、血清总蛋白降低、γ-球蛋白增高等。以肾功能损害为主者可出现尿素氮、肌酐增高及尿蛋白等。影像学检查:CT 显示,双侧豆状核呈低密度病灶,大脑皮质萎缩,MRI 显示,T1 低信号,T2 高信号,约 96% 的患者的骨关节 X 线摄片可见骨质疏松、脊椎关节炎或脊椎软化等。基因诊断：Wilson 病具有高度的遗传特异性，致病基因突变位点和突变方式复杂，我国患者采用直接基因诊断法，发现位于第 8 号外显子的 Arg77f/Gln 突变为我国 WD 基因突变的第一热区，在多项研究中均取得同样的结果，但对第二热点是否为第 12 号外显子尚有争议。血清细胞因子检测 IL-32、IL-18 水平升高。

5. 诊断和鉴别诊断

（1）诊断：本病有以下临床特征：① 多在儿童及青少年期缓慢起病，出现椎体外系的神经症状、肝损害症状和精神症状。角膜 K-F 环阳性，可有阳性家族史。② 有血清铜代谢异常，包括血清铜蓝蛋白减少及铜氧化酶活性降低，24 h 尿铜＞100 μg，肝铜含量＞250 μg/g（干重）根据以上特点诊断即可成立。

（2）鉴别诊断：① 帕金森病：本病多发于 50 岁以上的中老年人，少数发生在青少年，以震颤、肌强直、少动及姿态平衡障碍为主要特征。其静止性震颤在运动时减轻，而肝豆状核变性患者在运动时加重，且常伴有肝损害表现，尤其是 K-F 环具有重要的 WD 的诊断价值。② 少儿舞蹈症：多发生于 5～15 岁，女性多见，表现为亚急性起病的舞蹈样动作，肌张力降低，如伴有急性风湿热和其他表现，如关节炎、扁桃体炎、心肌炎、血沉加快等诊断更为明确。本病没有 K-F 环及铜代谢障碍，亦无肝损害的表现，可以加以鉴别。③ 对于以肝损害为主要症状者还应与慢性肝炎、肝硬化等相鉴别。

三、小舞蹈病

1. 概述

小舞蹈病（chorea minor）又称感染性舞蹈病或 **Sydenham 舞蹈病（Sydenham chorea）**是风湿热在神经系统的常见表现。本病多见于儿童和青少年，女性较多于男性，其临床特征为舞蹈样动作，肌张力降低，肌力减退或精神症状。

2. 病因

本病被认为是由 A 组和 β 溶血性链球菌感染引起的自身免疫反应所致。部分患者咽拭子培养 A 组溶血性链球菌阳性，血液和 CSF 中可查到抗神经元抗体。

3. 临床表现

多见于 5～15 岁，男女之比为 1∶3，常有上呼吸道感染、咽喉炎等 A 组溶血性链球菌感染史。

舞蹈样动作：可以是全身性，也可以是一侧较重。主要累及面部和肢体远端、表现为挤眉弄眼、撅嘴、吐舌、扮鬼脸、步态笨拙、持物跌落、动作不稳等症状。

肌强力低下和肌无力：可有明显的肌强力减低和肌无力、肌无力突出症状。

精神障碍：患儿有某些精神症状，如焦虑抑郁、情绪不稳、激怒、注意力下降。

其他：约 1/3 患者有急性风湿热的表现，如低热、关节炎、风湿性结节等。

4. 实验室检查

（1）血清学检测：红细胞增多、血沉加快、C-反应蛋白升高、抗"O"效价升高。抗"O"升高并非本病特异性表现，但抗"O"正常时，可基本排除小舞蹈病。

（2）咽拭子培养：可检出 A 组溶血性链球菌。

（3）脑电图：为轻度弥漫性慢活动，无特异性。

（4）影像学检查：多数患儿头颅 CT 显示尾状核低密度灶及水肿。MRI 显示核头 P 基底节区 T2 加权条件下信号增强。

5. 诊断和鉴别诊断

（1）诊断：根据发病年龄，具有特征性的舞蹈样动作。肌强力下降、随意动作不协调及伴有精神改变者应首先考虑本病。如病前有咽拭子链球菌感染史，并伴有风湿热的其他表现和证据如抗"O"增高、血沉增快、心脏炎等。MRI 显示基底节区 T2 高信号等则可确诊。

（2）鉴别诊断：对不典型病例需与儿童习惯性痉挛、慢性进行性舞蹈样动作进行鉴别。前者肌张力不降低，无风湿病其他表现。而后者多在中年犯病。常有家属史，多为常染色体显性遗传，一般不难鉴别。

（温江涛　何浩明）

第七节　神经肌肉接头及肌肉创伤

一、重症肌无力

1. 概述

重症肌无力（myasthenia gravis, MG）是一种神经—肌肉及接头待递功能障碍的环绕性自身免疫性创伤。主要由于神经—肌肉接头的乙酰胆碱受体受损引起。

2. 病因

重症肌无力的发病机制与自身抗体介导的突触后膜神经递质障碍而产生骨骼肌无力有关。80%～90%的重症肌无力患者血清中可检测到乙酰胆碱受体(AChR)抗体。80%患者有胸腺肥大、淋巴滤泡增生。10%～20%的患者有胸腺瘤、重症肌无力患者常合并甲状腺功能亢进、甲状腺炎、系统性红斑狼疮、类风湿性关节炎和无症状等其他自身免疫性疾病。

3. 临床表现

本病可见于任何年龄,小至数个月,大至 70～80 岁。发病年龄有 2 个高峰:20～40 岁发病者女性多于男性,约 3∶2;40～60 岁发病者以男性多见。多合并胸腺瘤,少数患者有家族史。常见诱因有感染、手术、精神创伤、全身性疾病,过度疲劳、妊娠、分娩等。有时甚至可以诱发重症肌无力的危险。

4. 实验室检查

(1) 血、尿、CSF 检查正常,常规肌电图基本正常,神经传导速度正常。

(2) 重度神经电刺激为常用的确诊价值的检查方法。约 90%的重症肌无力患者低频刺激时为阳性,且与病情轻重有关。

(3) 单纤维肌电图:此病者表现为间隔时间延长。

(4) AChR 抗体滴度的检测:对重症肌无力的诊断有特征性意义。85%以上全身型重症肌无力患者血清中 AChR 抗体滴度明显升高,但眼肌型患者的 AChR 抗体升高可不明显,且抗体滴度的高度与临床症状的严重程度不完全一致。

(5) 胸腺 CT、MRI 检查:可发现胸腺增生和肥大。

(6) 其他检查:5%重症肌无力患者有甲状腺功能亢进,表现为 T_3、T_4 升高,患者抗核抗体和甲状腺抗体阳性。

(7) 血清 IL‐2 水平显著降低,TNF‐α 水平升高。

5. 诊断和鉴别诊断

(1) 诊断:MG 患者受累肌肉的分布与某一运动神经受损后出现肌无力不相符合,临床特点为受累肌肉在活动后出现疲劳无力,经休息或胆碱酯酶抑制剂治疗可以缓解,肌无力表现为"晨轻暮重"的波动表现。结合药物试验、肌电图及免疫学检查的典型表现可以作出明确诊断。

(2) 鉴别诊断:本病尚需要与 Lambert-Eaton 肌无力综合征、肉毒杆菌中毒、肌营养不良征、多发性肌炎等进行鉴别诊断。

（周　彦　金文涛）

二、周期性麻痹(periodic paralysis)

1. 概述

周期性麻痹为一组与钾离子代谢有关的疾病。临床表现为突发性的弛缓性骨骼肌移位或无力、持续数小时至数周、发作间歇期完全正常,根据发作时血清钾滴度的不同可分为低血钾、高血钾、正常血钾型周期性麻痹,以低血钾型最为常见。

2. 病因

本病为染色体显性遗传性疾病,故称家属性低血钾性周期性麻痹。多数为散发,病因不明。发作时肌细胞内钾离子增多,细胞外钾离子减少,细胞内外浓度增大,患者肌细胞膜经常处于轻度去极化状态,且很不稳定。这种电位变化可影响离子在膜通道上的运转,从而影响细胞兴奋性。疾病发作期间病肌对一切电变化均不起反应。

3. 临床表现

任何年龄均可发病。以 20～40 岁多见,男性多于女性。一般均在夜间睡眠后或清晨起床时突然发现肢体麻木,不能动,可伴有肢体酸痛、发胀、针刺样等感觉。瘫痪以肢体为主,近端重于远端,下肢重于上肢,可从下肢逐步累及上肢,数小时至 1～2 d 内抵达高峰。极严重患者发生呼吸肌麻痹、心动过速、室性早搏和血压增高等。还有肌肉酸痛、恶心、呕吐、少尿或无尿等症状。伴发甲状腺功能亢进周期性麻痹发作频率较高。每次持续时间较短,长达数小时至 1 d 之内。

4. 实验室检查

(1) 血清钾降低：常低于 3.5 mmol/L 以下,但血钾降低的程度与瘫痪的程度不成比例。

(2) 心电图检查低钾性改变(P - R 及 Q - T 间期延长 QRS 波群增宽,ST 段降低,T 波变平和 u 波出现。偶见心律不齐,传导阻滞)。

(3) 肌电图检查：发作间歇正常,发作时运动单位消失,点刺激无反应。

(4) 肌肉活组织检查：麻痹发作时肌突出膨胀呈空泡状,肌原纤维可见数目不等的小空泡,间歇期可以恢复,但不完全,一般无肌纤维萎缩。

(5) 血清 IL - 6、IL - 10 水平升高。

5. 诊断和鉴别诊断

(1) 诊断：根据周期性发作，四肢近端为主的弛缓性瘫痪，无感觉障碍，腱反射减弱或消失、血钾低、心电图改变可以明确诊断。

(2) 鉴别诊断：本病需与：① 格林—巴利综合征，病前多有感染史，肢体肌力弱同时伴周围性感觉障碍，脑脊液蛋白-细胞分离；② 多发性肌炎：发病缓慢，可伴有发热、肌痛、CPK 升高；③ 阵发性醛固酮增多症，可出现低钾麻痹，但常伴有多尿、碱中毒、高血钠、高血压、间歇期血钾不回升。

三、痉挛性斜颈

1. 概述

痉挛性斜颈(spasmodic torticollis)是由颈肌阵发性的不自主收缩，引起头向一侧扭转或阵挛性倾斜的疾病。本病为椎体外系器质性疾患(特别是基底节神经元的变性)之一，可单独存在，亦可为扭转痉挛或手足徐动症的组成部分，少数病例有明显的精神因素，且暗示疗法有效，称癔病性斜颈。

2. 病因

本病可发生在任何年龄，但以成人起病者多见。男女同样受累，起病多甚缓慢，但癔病者可为骤然起病。

3. 临床表现

颈部的深浅肌肉均可受累，但以胸锁乳突肌、斜方肌、斜角肌及颈夹肌的收缩最易表现出症状。一侧胸锁乳突肌收缩时引起头向对侧旋转，颈部则向收缩肌一侧屈曲。两侧胸锁乳突肌同时收缩时则头部向前屈曲，称"颈前倾"。两侧斜方肌及颈夹肌同时收缩时则头部向后延伸，称"颈后倾"，颈肌的收缩多呈痉挛性跳动式，且往往以一侧更严重。患肌可发生肥大。情绪激动可加重，睡眠中消失。患肌有痛感，但不严重，感觉正常。一部分病例可自行缓解。

4. 实验室检查

(1) CT、MRI 检查：高分辨 CT、MRI 扫描机可显示颈项全部肌肉，自浅到深，并能自上而下追踪，给临床提供痉挛肌的分布和肌肥大等级的重要信息。

(2) 肌电图检查：肌电图可揭示参与痉挛的颈肌，可以披露拮抗肌的功能状态，可以评估痉挛肌和拮抗肌的级别，可以发现临床或 CT、MRI 检查不曾怀疑的痉挛肌。

（3）细胞因子检测：血清 hs‑CRP 和 IL‑18 水平升高。

5. 诊断和鉴别诊断

借助肌电图、CT 或 MRI 等检查，揭示参与痉挛肌的肌群，结合临床的体征可以做出明确的诊断。本病需与头部其他震颤性疾病相鉴别。

（姚永良　史进方）

四、多发性肌炎和皮肌炎

1. 概述

多发性肌炎(polymyositis，PM)和皮肌炎(dermatomyositis，DM) 是一组多种病因引起的弥漫性骨骼肌炎症性疾病，发病与细胞和体液免疫异常有关。

2. 病因

PM 和 DM 的发病机制与免疫失调有关，部分 PM 和 DM 患者的血清中可以检测到 Jo‑1 抗体、SRP 抗体、Mi‑2 抗体、抗核抗体等多种抗体。肌肉病理发现及组织内有活化的淋巴细胞浸润，外周血淋巴细胞对肌肉抗原敏感，并对培养的肌细胞有明显的细胞毒作用，这些均显示本病是一种自身免疫性疾病。

3. 临床表现

（1）肌肉无力：首发症状通常为四肢近端无力，常从盆带肌开始逐渐累及肩带肌肉，表现为上提、起蹲困难、双臂不能高举、梳头困难等。颈肌无力出现抬头困难；咽喉肌无力表现为构音吞咽困难；呼吸肌受累则出现胸闷、气胸。常伴有关节、肌肉痛，眼外肌一般不受累，肌无力可持续数年。

（2）皮肤损害：DM 患者可见皮肤损害，皮疹多先于或肌无力同时出现，少数患者皮疹在肌无力之后发生。典型的皮疹为眶周和上下眼睑水肿性浅紫色斑和 Gottrom 征，后者指四肢关节伸面的水肿性红斑，其他皮肤损害还包括日光过敏性皮疹、面部蝶形红斑等。

（3）其他表现：消化道受累常出现恶心、呕吐，痉挛性腹痛，心脏受累出现晕厥、心动失常、心衰。肾脏受累出现蛋白尿和红细胞，少数病例合并其他自身免疫性疾病，如风湿性关节炎、SLE 等。还有少数病例可伴发恶性肿瘤，如乳腺癌、肺癌、卵巢癌和胃癌等。

4. 实验室诊断

（1）急性期周围血白细胞增高，血沉增快，血清 CK 明显增高，可达正常的 10

倍以上,1/3 患者类风湿因子和抗核抗体阳性,免疫球蛋白及抗肌球蛋白抗体增高。

(2) 24 h 尿肌酸增高,这是肌炎活动期的一个指标,部分患者可有肌红蛋白尿。

(3) 肌电图可见自发性纤颤电位和正常光波,多相波增高,是肌源性损害表现,神经传导速度正常。

(4) 52%～75%的患者有心电图异常,QT 延长,ST 段下降。

(5) 细胞因子检测:血清 IL - 6、IL - 8、IL - 18、TNF - α 水平升高。

5. 诊断和鉴别诊断

(1) 诊断:根据临床特点表现为：① 急性或亚急性四肢近端及骨盆带肌无力伴压痛、腱反射减弱或消失。② 血清 CK 明显升高。③ 肌电图呈肌源性损害。④ 活检见典型肌炎病理表现。⑤ 伴有典型的皮肤损害。具有前 4 条者诊断为 PM,前 4 条标准具有 3 条以上,具有第 5 条者为 DM,免疫抑制剂治疗有效支持诊断。

(2) 鉴别诊断:本病需与包涵体肌炎、肢带型肌营养不良征、重症肌无力等相鉴别。

（周　彦　何浩明）

第八节　发作性疾病

一、癫痫

1. 概述

癫痫(epilepsy) 是由多种原因导致的脑部神经高度同步化异常放电的临床综合征。临床表现具有发作性、短暂性、重复性和刻板性的特征。异常放电神经元的位置不同及异常放电波及范围的差异,导致患者发作的形式不一,可表现为感觉、运动、意识、精神、行为、自由神经功能障碍或兼有之。

2. 病因

癫痫不是独立的疾病,而是一组疾病或综合征。① 症状型癫痫：由各种明确的中枢神经系统结构损伤或功能异常所致,如脑外伤、脑肿瘤、中枢神经系统感染、遗传代谢性疾病、皮肤发育障碍、神经系统变性疾病、药物和毒物等。② 原发性癫痫（又称特发性癫痫）：原因不明，未发现脑部有足以引起癫痫发作的结构性损伤或功能异常，与遗传因素密切相关，具有特征性的临床及脑电图表现。③ 隐源性癫痫：临床表现提示为症状性癫痫，约占全部癫痫的 $60\%\sim70\%$，从临床病史、体检及发作类型资料估计，应该不是原发性癫痫，但目前的检查手段不能发现明确的病因，这类癫痫有可能找到明确的原因。随着检查技术的进步如 CT、MRI 及氨基酸分析技术的出现，很多所谓原发性癫痫逐渐找到了病因，所以今后原发性癫痫的范围会越来越窄。在原发性癫痫中有一部分具有明显的遗传倾向。

3. 临床表现

发作早起表现为运动和自主神经症状，包括呼吸暂停、发绀、面部潮红、双眼斜视伴眼肌痉挛、肢体痉挛等。

4. 实验室诊检查

（1）血常规和生化检查无异常。

（2）最近有文献证实，检测细胞因子 IL - 2、IL - 18 对该病的诊断有一定的帮助。

（3）脑电图：是诊断癫痫病的重要手段，对发作性癫痫的诊断有很大价值，有助于明确癫痫的诊断及分型和确定特殊综合征。脑电图（EEG）可以记录到尖波和棘波，这是临床诊断癫痫的"金标准"。

（4）影像学检查：包括 CT、MRI，可确定脑结构异常改变，对癫痫及癫痫综合征诊断和分类有帮助。

（5）细胞因子检测：血清 IL - 6、IL - 10、IL - 18、IL - 32 水平均升高。

5. 诊断和鉴别诊断

本病具有以下临床特征：常表现为运动和自主神经症状，包括呼吸暂停、发绀、肢体痉挛等诊断不难。本病需与晕厥、癔病性发作（假性癫痫发作）、发作性睡眠、基底动脉偏头痛、短暂性脑缺血发作、低血糖症等相鉴别。

二、偏头痛

1. 概述

偏头痛（migraine）是临床上常见的原发性头痛，其特征是发作性，多为偏侧、中重度、搏动性头痛,一般持续 4～72 h,可伴有恶心呕吐,强烈的光声刺激及过度劳累均可诱发偏头痛,安静环境、休息可缓解头痛,偏头痛是一种常见的慢性神经性疾病,患病率为 5%～10%。

2. 病因

偏头痛病因不十分明确,可能与下列因素有关。① 内因:偏头痛具有遗传易感性,约 60% 的偏头痛患者有家族史。本病女性多于男性,多在青春期发病,月经期容易发作,妊娠期或绝经后发作减少或停止,这提示内分泌和代谢因素参与了偏头痛的发病。② 外因:环境因素也参与了偏头痛的发病,偏头痛可由某些食物和药物的激发,如食含亚硝酸盐的肉类和腌制食物,一些食品添加剂。另外,强光、过劳应激以及应激后的放松、睡眠过度或减少、禁食、紧张、情绪不稳等也是偏头痛的激发因素。

3. 临床表现

无先兆偏头痛约占 80%,临床表现为反复发作的一侧或双侧额、颞处疼痛,呈搏动性,疼痛持续伴颈肌收缩可使症状复杂化,常伴有恶心、呕吐、畏声、出汗、全身不适、头皮触痛等症状,本型偏头痛常与月经有明显的关系,与有先兆偏头痛相比,无先兆偏头痛具有更高的发作频率,可严重的影响患者的工作和生活,若应用止痛药治疗,易合并出现一种新的头痛类型——药物过量使用性头痛。

4. 实验室检查

(1) CSF 检查:CSF 压力 <60 mmH$_2$O,部分病例压力测不出,放不出 CSF,为干性穿刺,少数病例细胞数增加,蛋白、糖、氯化物正常。

(2) MRI 检查:可进一步地明确诊断。

(3) 脑部 CT、MRI 检查可以排除脑血管病、颅内动脉瘤和占位性病变等颅内器官性病变。

(4) 细胞因子检测:血清 hs - CRP、IL - 10、IL - 1β 水平升高。

5. 诊断和鉴别诊断

(1) 诊断:根据偏头痛发作的类型、家族史和神经系统的检查,通常可以作出明确的诊断。再经 CT、MRI、MRA 检查排除脑血管病、颅内动脉瘤和占位性病变等。

(2) 鉴别诊断:本病需与丛集性头痛、紧张性头痛、Tolosa - Hunt 综合征、症状性偏头痛、药物过量使用性头痛等鉴别。

三、内耳眩晕症(美尼尔氏病)

1. 概述

内耳眩晕症又称**美尼尔综合征(Meier's syndrome)**为内耳迷路的内淋巴水肿所引起。初次发病都在 50 岁以前,以发生在青壮年为多,男性多于女性,发病率占眩晕者的 9.7%～30%。

2. 病因

本病的发病原因系血液循环障碍、自主神经功能紊乱、病毒感染等。

3. 临床表现

本病的临床特征为发作性眩晕、波动性、渐进性、感音性听力减退、耳鸣、耳聋。发作时伴有头痛、恶心、呕吐、腹泻、面色苍白等。脉搏慢而弱及血压降低等。眩晕发作时往往卧床、不敢睁眼、翻身和转头,每次眩晕发作历时 1～2 d,即逐渐减轻而自行缓解。

4. 实验室诊断

(1) 血液常规检查:白细胞可有升高。

(2) 生化检查:无异常。

(3) 头颅 CT 或 MRI 均无异常发现。

5. 诊断和鉴别诊断

(1) 诊断:根据病史有发作性眩晕、耳鸣、耳聋、恶心、呕吐等症状,可以明确诊断。

(2) 鉴别诊断:本病需与贫血等引起的眩晕相鉴别。

(金文涛　徐晓文)

第九节　痴　　呆

一、阿尔茨海默病

1. 概述

阿尔茨海默病(Alzheimer's disease,AD)是发生于老年和老年前期,以进行性认知功能障碍和行为损害为特征的中枢神经系统退行性病变,是老年期痴呆的最常见类型,约占老年期痴呆的 50%。

2. 病因

有关 AD 的确切病因,现有多种假设,其中影响较广的有 **β-淀粉样蛋白(β-amyloid, Aβ)** 瀑布学说。该假设认为 Aβ 的生成与清除失衡是导致神经元变性和痴呆发生的起始事件。另一重要的假设为 Tau 蛋白假设,认为过度磷酸化的 Tau 蛋白影响 3 种神经元骨架微管蛋白的稳定性,从而导致神经元纤维缠结形成,进而破坏 3 种神经元及突触的正常功能。近年来,也有学者提出了神经血管假设,提出血管功能的异常导致神经元细胞功能障碍,并且 Aβ 清除能力下降,导致认知功能损害。另外,还有许多危险因素与 AD 相关,如低教育程度、膳食因素、女性雌激素水平降低、高血糖、高胆固醇、高同型半胱氨酸、血管因素、心理社会危险因素等。

3. 临床表现

AD 的临床体征可分为两个方面,即认知功能减退及其伴随的生活能力减退症状和非认知性神经精神症状,其程度改变大致可以分为轻、中、重三个阶层。轻度:主要表现是记忆障碍,即常将一些物品遗忘等。中度:除记忆障碍加重外,患者出现思维和判断力障碍,性格改变和情感障碍,并出现一些脑部症状,如失语、失用、失认或肢体活动不灵等。重度:除上述各项症状加重外,还有情感冷漠、哭笑无常、言语能力丧失,以致不能完成简单的生活事项如穿衣、进食等。

4. 实验室检查

(1) 影像学:CT 检查见脑萎缩、脑室扩大,头颅 MRI 检查显示的双侧颞叶、海马萎缩为 AD 的诊断提供了强有力的依据。SPECT 和 PET 检查可见顶叶、颞叶和额叶,尤其是双侧颞叶的海马区血流和代谢降低。该结果的低代谢区和 CT、MRI 的萎缩区一致。

(2) 脑电图:AD 的早期脑电图主要是电位降低和 α 节律减慢。少数患者早期就有脑电图 α 波减少,甚至完全消失。

(3) 神经心理学检查:在对 AD 进行诊断的过程中,神经心理学测验是必不可少的内容,对 AD 认知评估领域包括定向力、思维功能、言语功能、应用能力、注意力、知觉和执行功能七个领域。可应用大体评定量表,认知功能评价量表等结合临床表现和其他检查结果结合进行判断。

(4) CSF 检测:CSF 中 β-淀粉样蛋白 $Aβ_{42}$ 和微管相关蛋白(Tau 蛋白)含量增高,能显著提高诊断 AD 的准确性。

（5）免疫学检测：血清 Hcy、FA、VitB$_{12}$ 检测用于 AD 的辅助诊断亦有文献报告。

（6）基因诊断：有明显家族史可进行 APP、PS1、PS2 基因检测，突变的发现有助于确诊。

5. 诊断和鉴别诊断

（1）诊断：临床上根据以上临床表现，适当的辅助检查及神经心理学检查可作出明确的诊断。

（2）鉴别诊断：本病需与血管性痴呆、额颞叶痴呆、路易体痴呆、帕金森病痴呆等相鉴别。

二、血管性痴呆

1. 概述

血管性痴呆（vascular dementia，VD）包括缺血性或出血性脑血管病或者是心脏和循环障碍引起的低血流灌注所致的各种临床痴呆，为痴呆最为常见的类型。

2. 病因

本病大多数因脑梗死、皮质下动脉硬化性脑病和脑出血后引起的血管性痴呆。另外，还有心脏病引起的循环障碍而致低血流导致的血管性痴呆。

3. 临床表现

记忆力障碍，患者包括对短期和长期记忆力出现障碍。失语、失用、失认等临床症状。

4. 实验室检查

（1）血液常规和生化检测正常。

（2）CT、MRI 检测有相应的脑血管病证据。

（3）细胞因子检测：血清 IL－2 水平降低。

5. 诊断和鉴别诊断

（1）诊断：有明显的脑血管病引起的局灶性体征，失语、失用、失认等临床体征，加上 CT、MRI 检查，诊断本病不十分困难。

（2）鉴别诊断：本病需与抑郁症、精神分裂症、脑梗死等疾病进行鉴别诊断。

（滕士阶　何浩明）

第十节　周围神经疾病

一、三叉神经痛

1. 概述

三叉神经痛(trigeminal neuralgia)是原发性三叉神经痛的简称,表现为三叉神经分布区短暂的反复发作性剧痛。

2. 病因

原发性三叉神经痛的病因尚未完全明瞭,多数学者认为,病变位于半月神经节、脑桥间部分,是由于多种原因引起的压迫所致,中枢学者认为,三叉神经痛为一种感觉性癫痫伴发作,异常放电部位可能在三叉神经脊束核或脑干。

3. 临床表现

成年及老年多见,40 岁以上患者占 70%～80%,女性多于男性,三叉神经痛常局限于三叉神经或周围支分布区,以上颌支、下颌支多见,发作时表现为以面颊、上下颌及舌部明显的剧烈的电击样、刀割样或撕裂样疼痛,持续数秒或 1～2 min、突发、突止、间歇期完全正常,患者口角、鼻翼、颊部或舌部为敏感区,轻触可诱发,故称为"触发点"或"扳机点"。严重者洗脸、刷牙、说话、咀嚼和哈欠等均可诱发。

4. 诊断和鉴别诊断

(1) 根据典型的原发性三叉神经痛发作部位、性质、发作特点及伴有面部扳机点等特点以及神经系统无阳性体征,即可确诊。

(2) 本病需与继发性三叉神经痛、舌咽神经痛、牙痛等相鉴别。

① 继发性三叉神经痛多表现为持续性疼痛,神经系统检查可发现面部感觉减退、角膜反射迟钝。咀嚼肌无力萎缩以及张口下颌偏斜等三叉神经麻痹的体征,常合并其他颅神经受累的症状和体征。常见的原因有多发性硬化、桥脑小脑角肿瘤、延髓空洞症及转移瘤等。CSF、颅底 X 线平面、头部 CT 或 MRI 检查可发现相关的疾病。② 舌咽神经痛是局限于舌咽神经分布区内的发作性剧烈疼痛,主要部位在咽喉部、舌根和扁桃体窝,有时可累及外耳道。说话和吞咽动作可诱发疼痛发作。疼痛性质和发作持续时间与三叉神经痛相似。两者在临床上如果难以鉴别则

可用1%的可卡因喷涂咽喉壁,对鉴别诊断有帮助。舌咽神经痛者可获止痛,即可诊断为本病。③ 牙痛在临床上极易误诊为三叉神经痛,部分患者因拔牙后仍然疼痛不止,经进一步诊查而确诊。牙痛多为持续性疼痛,局限在牙龈部,对冷热食物的刺激较敏感,局部 X 线检查有助于诊断。

二、特发性面神经麻痹(贝尔麻痹)

1. 概述

特发性面神经麻痹(idiopathic facial palsy) 亦称为面神经炎或贝尔麻痹(**Bell's palsy**),是因茎乳突孔内面神经非化脓性炎症所致的周围性面瘫。

2. 病因

面神经炎病因不明。由于骨性面神经管只能容纳面神经通过,所以面神经一旦缺血、水肿必然导致神经受压。病毒感染、自主神经功能不稳等均可导致局部神经营养血管痉挛、神经缺血、水肿,出现面肌瘫痪。

3. 临床表现

任何年龄均可发病,多见于20～40岁,男性多于女性,通常急性起病,面神经麻痹在数小时至数天达到高峰。部分患者麻痹前1～2 d在病侧耳后持续性疼痛和乳突部压痛,主要表现为患者面部表情肌瘫痪,额纹消失,眼裂不能闭合或闭合不全。此外,根据面神经受损部位的不同,尚可有舌前2/3味觉消失及听觉过敏。

4. 实验室检查

(1)头颅 CT 或 MRI 检查的目的是除外其他原因导致的继发性面神经麻痹。乳突的 X 线检查有助于判断是否同时伴有乳突炎。

(2)肌电图检查于病变早期在面神经支配的肌肉可见自发电位,继之可出现运动单位时限增宽、波幅增高。

5. 诊断和鉴别诊断

(1)诊断:本病根据急性起病,临床表现主要为周围性面瘫,病前有受寒或咽部感染史者,面神经麻痹的诊断并不困难。

(2)鉴别诊断:本病需与 Hunt 综合征,吉兰-巴雷综合征,耳源性面神经麻痹,后颅窝肿瘤或脑膜炎,神经莱姆病等疾病相鉴别。

① Hunt 综合征为膝状神经节带状疱疹病毒感染所致。表现为病变同侧周围性面瘫、舌前2/3味觉消失,并伴有外耳道和耳廓的带状疱疹及局部疼痛。个别患

者还有颅神经、脊神经及脑膜损害的症状。② 吉兰-巴雷综合征(Guillain-Barre Syndrome)可有周围面神经麻痹,但常为双侧性,其典型的临床表现有前驱感染病史,对称性的肢体运动和感觉障碍,四肢下运动神经元性瘫痪。CSF 检查发现有蛋白增加而细胞不增加的蛋白细胞分离现象。③ 后颅窝病变如桥脑小脑角肿瘤、转移瘤、颅底脑膜炎等均可引起周围性面瘫,影像学检查和 CSF 检查结果有助于诊断。④ 神经莱姆病发生在莱姆病的第二阶段,可累及面神经的运动纤维而出现周围性面瘫,但莱姆病是由伯氏疏螺旋体引起的一种传染病,主要通过硬蜱传播,可出现皮肤慢性游走性红斑、心脏损害及关节炎等。只要实验室检测到伯氏疏螺旋体就可做出诊断。另外,还可以通过间接免疫荧光法(IFA)、酶联免疫吸附试验(ELISA)及**免疫印迹法(Western blot,WB)**检测其抗体进行辅助诊断。神经莱姆病患者 CSF 细胞数增高,可达$(100\sim200)\times10^6$/L,以淋巴结细胞增多为主,蛋白轻度增高,糖含量正常。

三、面肌痉挛

1. 概述

面肌痉挛(facial spasm)亦称为面肌抽搐,是指一侧面部肌肉间断性不自主阵挛性抽搐或无痛性强直。

2. 病因

本病病因不明,MRI 显示面神经受压达 2/3,常由异常动脉或静脉压迫所致,部分患者可由椎-基底动脉瘤、听神经瘤、脑干梗死或多发性硬化所致。近年的研究表明,大多数面肌痉挛有错行血管压迫面神经根,行纤维外科手术减压后可获治愈。提示与三叉神经痛有类似的发病基础,少数患者也可为 Bell 麻痹后遗症表现。

3. 临床表现

多在中年以后发病,女性较多,发病早前期多为眼轮匝肌间歇性抽搐,后逐渐缓慢扩散至一侧面部其他面肌,以口角肌肉抽搐最为明显,严重时可累及同侧颈阔肌。精神紧张、情绪激动和自主运动可使抽搐加剧,入睡后停止,两侧面肌均有抽搐者甚少见。

4. 实验室检查

(1) 头颅 CT、MRI 检查:常显示正常,但亦可显示面神经受压。

（2）肌电图：显示面肌纤维震颤和肌束震颤波，有助诊断。

5. 诊断和鉴别诊断

（1）诊断：根据病史及面肌阵发性抽动，神经系统无其他阳性体征，特征性肌电图表现诊断不难。

（2）鉴别诊断：本病需与继发性面肌痉挛、癔病性眼睑痉挛、习惯性面肌痉挛及局限性运动性癫痫相鉴别。

① 继发性面肌痉挛：面神经炎后遗症、桥脑小脑角肿瘤或炎症、脑干肿瘤或血管病等疾病可引起面肌痉挛，但往往伴有其他颅神经等损害所引起的症状。② 癔病性眼睑痉挛：常见于女性患者，多系双侧性，仅仅局限于眼睑肌的痉挛，而颜面下部的面肌并不累及。③ 习惯性面肌痉挛：多见于儿童及青壮年，为暂时的强迫性面肌抽动，常为双侧性，一般不难鉴别。④ 局限性癫痫：局限性运动性癫痫可引起面肌痉挛，以口角部分为常见，但常伴有头眼转动，有时可累及肢体抽搐，脑电图可见有癫痫波发放。

四、坐骨神经痛

1. 概述

坐骨神经痛（sciatic neuralgia）是指沿坐骨神经通路及其分支区内的疼痛综合征。坐骨神经发自骶丛，由 $L_4 \sim S_3$ 神经根组成，是全身最长最粗的神经，经臀部梨状肌下孔出骨盆后分布于整个下肢。

2. 病因

可分为原发性和继发性两类，原发性坐骨神经痛，临床少见，又称坐骨神经炎，病因未明。可能因受凉、感冒、牙痛、鼻窦、扁桃体等感染，经血流而侵犯周围神经外膜致间质性神经炎有关，常伴有肌炎和纤维组织炎。继发性坐骨神经痛，临床上常见，是坐骨神经通路受周围组织或病变压迫或刺激所致，少数继发于全身性疾病如糖尿病、痛风、结缔组织病等。根据受损部位可分为根性和干性坐骨神经痛。根性坐骨神经痛较干性坐骨神经痛多见。常因椎管内疾病（脊髓、马尾炎症、腰骶及椎管内肿瘤、外伤、血管畸形等）及脊柱疾病（腰椎间盘突出、腰脊柱炎、椎管狭窄、腰椎骨关节病、脊柱结核等）。干性坐骨神经痛主要是椎管外病变如骶髂关节结核或半脱位、髋关节炎、腰大肌脓肿、盆腔肿瘤、子宫附件炎、妊娠子宫压迫、臀肌注射位置不当或臀部受伤、感染等所致。

3. 临床表现

青壮年多见,单侧居多。疼痛主要沿坐骨神经径路由腰部、臀部向股后、小腿后外侧和足外侧放射。疼痛常为持续性疼痛,阵发性加剧,也可为电击、刀割或烧灼样疼痛,行走和牵拉坐骨神经时疼痛明显,根性痛在咳嗽用力时加剧。坐骨神经牵拉试验引发的疼痛为牵引痛,如直腿抬高试验、交叉性直腿抬高试验等。还可发现轻微体征,如患侧臀肌松弛、小腿萎缩、小腿及足背外侧感觉减退、踝反射减退或消失等。

4. 实验室检查

(1) X线摄片:对发现骨折、脱位、先天性脊柱畸形有一定的帮助。

(2) CT、MRI、椎管造影:有助于脊柱、椎管内疾病的诊断。

(3) B超可发现盆腔等相关疾病。

(4) 肌电图及神经传导速度对坐骨神经损害部位、程度及预后有一定的临床意义。

5. 诊断和鉴别诊断

(1) 诊断:根据病史,临床症状,体征如疼痛分布范围,加剧及减轻诱因,压痛点,Laseque 征阳性,踝反射减退及影像学检查本病即可诊断。

(2) 鉴别诊断:本病须与急性腰扭伤、腰肌劳损、臀部纤维组织炎、髋关节炎等相鉴别,因这些病损亦可引起下背部、臀部及下肢疼痛,但其疼痛和压痛均在局部,无放射、感觉障碍、肌力减退及踝反射减退等表现。为明确病因,应详细询问有关病史,检查时注意脊柱、骶髂关节及骨盆内器官的情况;并区别根性与广性坐骨神经痛。必要时可进行 CSF 检查及 X 线片、CT 或 MRI 等检查。

(周　彦　史进芳)

五、急性感染性多发性神经根神经炎

1. 概述

急性感染性多发性神经根神经炎又名吉兰-巴雷综合征,是一种可能因感染后以淋巴细胞为介导的抗原抗体延迟反应引起的,以急性对称性、进行性、松弛性肢体瘫痪、感觉障碍、颅神经麻痹,甚至呼吸肌麻痹为主要表现的周围神经性疾病。以青壮年及儿童多见,大多发生于 6～10 个月;多急性起病,病前多有上呼吸道感染、胃肠道感染、风疹、带状疱疹、水痘、腮腺炎等病史。

2. 病因

可能是由于病毒感染或机体对病毒、细菌感染、预防接种后的变态反应或自身免疫反应所致。

3. 临床表现

① 发病前数天或 2～3 周有上呼吸道感染或腹泻史；② 急性起病常有肢体反射等主观感觉障碍，或有手套-袜子型感觉减退或缺失；③ 四肢及躯干肌无力是本病主要症状，多于数日内造成四肢对称性、弛缓性瘫痪，一周内达高峰，近端较远端为重，躯干及呼吸肌受累可有呼吸困难。④ 四肢肌能力减退，腱反射消失，远端肌肉压痛明显。⑤ 常伴颅神经损害，以一侧或双侧面神经受累为多见，其次为眼睑及延髓的神经麻痹。

4. 实验室检查

(1) 外周血中性粒细胞增高，红细胞沉降率增快，血清 IgM、IgG、IgA 增高。

(2) 脑脊液检查示蛋白明显增高，第二周起呈蛋白-细胞分离现象，即细胞数正常或略有增高，而蛋白明显增高，可达(100～800 mg)％，此种现象 7～10 d 时出现，6 周后逐渐恢复。

(3) CSF S-100 蛋白测定：正常人 CSF 中存在少量 S-100 蛋白，若以其含量≥0.2 μg/L 为分界值时，本病患者 CSF 中 S-100 蛋白含量较其他中枢神经系统疾病显著升高。

(4) 肌电图示神经传导速度减慢。

5. 诊断与鉴别诊断

(1) 诊断：根据病前有上呼吸道感染或胃肠道感染等病史及有急性对称性、进行性、弛缓性肢体瘫痪、感觉障碍、颅神经甚或呼吸肌麻痹的症状，四肢肌张力减低、腱反射消失、肌肉压痛等表现，结合 CSF 检查有蛋白-细胞分离现象，本病的诊断不难。

(2) 鉴别诊断：① 周期性麻痹：为四肢松弛性瘫痪，低钾性周期性瘫痪发作时血清钾含量降低，无感觉障碍及颅神经受累表现，补钾后迅速恢复，常有反复发作史。② 多发性周围神经炎：感觉障碍较明显，肌力减退多见于末端，无颅神经障碍，CSF 无蛋白-细胞分离现象。③ 急性脊髓炎：有感觉障碍，患者多有大、小便障碍。

（周　彦　史进芳）

第十一节　自主神经系统疾病

一、雷诺病

1. 概述

雷诺病(Raynaud disease，RD)，又称肢端动脉痉挛症。这是由于支配血管的交感神经功能紊乱导致肢端小动脉痉挛而引起的局部缺血现象，以发作性指（趾）端苍白、紫绀、继而潮红为主要表现的神经血管性疾病。

2. 病因

病因尚不十分清楚，主要有：① 交感神经紊乱，可能与自主神经特别是交感神经功能紊乱，5－HT 和前列环素的代谢障碍有关，当受到寒冷等刺激时，指/趾血管痉挛性或功能性闭塞引起肢端局部缺血，皮肤苍白，血管扩张时局部血液瘀滞引起皮肤发绀。② 血管敏感性因素，肢端动脉对寒冷的敏感性增加所致。③ 血管壁结构因素：血管壁组织结构改变可引起正常血管收缩或对血中肾上腺素出现异常反应。④ 遗传因素：某些患者家族常有血管痉挛现象。

3. 临床表现

该病多发于青年女性，20～30 岁，多于冬季发病，也可突发，每日发作 3 次以上，临床表现为间歇性肢端血管痉挛，伴有疼痛和感觉异常，典型的临床发作可分为缺血期、缺氧期和充血期等。

4. 实验室检查

（1）提示全身结缔组织疾病的抗核抗体、类风湿因子（RF）、免疫球蛋白电泳、补体值、抗天然 DNA 抗体、冷凝球蛋白以及**库姆斯（comes）**试验等，应作为常规检查。

（2）冷水试验：将手指（足趾）置于 4℃的冷水中 1 min，可诱发上述典型症状发作。

（3）握拳试验：两手握拳 1 min，在弯曲状态下松开，也可诱发上述症状。

（4）甲皱微循环检查：患指总血流量减少，冷刺激后指端血管进一步减少、消失，血流减慢、停滞，毛细血管的血流亦明显减少。

（5）X 线检查：晚期时可见末节指骨脱钙。

5. 诊断和鉴别诊断

（1）根据好发年龄：有寒冷刺激或情绪激动的诱因和典型的临床表现,诊断并不困难。如冷水刺激试验阳性（即将指趾浸入冷水中 1 min,出现颜色改变的临床表现）即更能支持本病的诊断。

（2）鉴别诊断：应首先与继发性雷诺现象相鉴别。继发性雷诺现象可见于任何年龄,常继发于某些结缔组织病（如硬皮病、红斑性狼疮、多发性肌炎、类风湿性关节炎及血栓闭塞性脉管炎等）。另外,还应和红斑性肢痛症及手足发绀症等相鉴别。红斑性肢痛症多见与青年女性,病因尚不清楚,病理变化为肢端对称性、阵发性血管扩张,表现为肢端出现阵发性红、肿、热、痛症状,受热可使疼痛加重,冷敷及抬高患肢可减轻。手足发绀症是植物神经功能紊乱所致的血管痉挛性疾病。多见于青年女性,手足皮肤呈对称型均匀紫绀。紫绀范围较广,可累及整个手和足,持续时间较长。寒冷虽可使症状加重,但在温暖环境常不能使症状立即减轻或消失,常伴有皮肤划痕症或手足多汗等植物神经功能紊乱现象。情绪紧张一般不诱发本病。

二、红斑性肢痛症

1. 概述

红斑性肢痛症（erythromelalgia）是一种少见的病因不明的阵发性血管扩张性疾病。其特征为肢端阵发性皮温升高、皮肤潮红、肿胀,并产生剧烈的灼热痛,尤以足趾足底为著。环境温度升高可诱发或加剧,温度降低可使疼痛缓解。

2. 病因

本病的病因尚不清楚,目前认为是由于微循环调节功能障碍。毛细血管持续收缩,动静脉短路,局部血液灌注量增加而营养通路血管内灌注量不足,引起局部组织缺血缺氧,最终出现患处组织高灌注和缺血缺氧并存的现象,引起皮肤红肿,温度升高和剧痛。组织代谢产物使血管扩张,灌注增加,进一步地加重症状。通常分为原发性红斑肢痛症和继发性红斑肢痛症两类。原发红斑肢痛症约占 60%,属罕见的常染色体显性遗传病,有家族遗传倾向。继发性红斑肢痛症继发于其他疾病,如糖尿病、系统性红斑狼疮、硬皮病、类风湿性关节炎及真性红细胞增多症等。

3. 临床表现

（1）多见于青年,夏季发病,冬季缓解,表现双侧肢端皮肤阵发性皮温升高,皮肤潮红、肿胀和剧烈疼痛。疼痛为阵发性烧灼痛。以夜间明显,次数多,可持续数分钟、数小时或数日。疼痛以足最为常见。患者喜欢温度低的环境,不愿意穿袜和戴手套。

(2) 严重患者可因营养障碍而出现溃疡或坏疽,病变区可有感觉过敏,一般无感觉障碍和运动障碍。

(3) 体检:发作期可见患处皮肤血管扩张,潮红,压之红色可暂时消失,温度升高,轻度肿胀和多汗。反复发作者可见皮肤与指甲变厚。

4. 实验室检查

(1) 血液常规检查可见白细胞升高。

(2) 血清免疫球蛋白 IgG 升高。

5. 诊断和鉴别诊断

(1) 诊断:成年期发病,出现肢端对称以足为主的阵发性红、肿、热、痛,无局部感染及炎症,受热、站立和运动后疼痛加剧,局部冷敷及抬高患肢和休息后疼痛减轻,则多数病例的诊断并不困难。

(2) 鉴别诊断:本病需与雷诺病、血栓闭塞性脉管炎、小腿红斑病、糖尿病周围神经病相鉴别。

三、特发性直立性低血压(orthostatic hypotension)

1. 概述

原发性直立性低血压病又称 Shy - Dyagev 综合征,是一种主要累及自主神经系统的进展性病变疾病。临床上以直立性低血压、少汗或无汗、性欲减退、尿失禁为主要特征,还可有椎体外系或小脑功能障碍。

2. 病因

本病原因不明,以植物神经广泛变性为基础,脊髓中间内侧柱变性是引起直立性低血压以及少汗的原因。小脑、基底节、迷走神经背核等脑神经运动核变性是产生运动障碍的主要原因。

3. 临床表现

本病多隐袭起病,发病年龄 37～75 岁之间,男性多于女性,病程缓慢进行。男性常以头晕、晕厥、性欲减退为初发症状。女性多以头晕、少汗或无汗为初发症状。直立性低血压为本病的主要症状,从卧位转为直立时收缩压降低 40～50 mmHg 才具有重要诊断价值。少数患者还可出现帕金森综合征的表现,也可出现橄榄小脑变性综合征、小脑性共济失调等。

4. 实验室检查

(1) 自主神经检查：躯体出汗反应消失，皮肤划痕实验减弱或消失，冷热实验测压反应消失；**捏鼻吹张试验(Valsalva)**正常人出现血压升高，心率变慢，但病人无反应。用0.1％肾上腺素溶液或3％可卡因溶液滴眼，瞳孔反应异常。

(2) 24 h尿去甲肾上腺素和肾上腺素的排泄量可低于正常；肾素释放在卧位时正常，直立位时未见明显增多。部分病例醛固酮分泌减少。

(3) 尿道括约肌或肛门括约肌的肌电图(EMG)检查为神经源性受损。

(4) 经颅多普勒(TCD)发现立位时大脑中动脉和前动脉血流速度明显下降。

(5) 部位严重病例MRI检查可见脑干或/和小脑萎缩。

5. 诊断与鉴别诊断

(1) 诊断：根据典型症状和实验室检查，诊断不难。

(2) 鉴别诊断：本病需与其他原因所致的晕厥相鉴别。

a. 单纯性昏厥：多见于年轻体弱的女性，常有明显诱因，如疼痛、恐惧、情绪紧张、疲劳、闷热、拥挤、空气浑浊等。昏厥前有先兆症状，如头晕、恶心、面色苍白、出汗等；晕厥时可有血压下降，心率减慢而微弱，瞳孔散大，面色苍白且持续到晕厥后期；恢复较快，经数秒或数十秒苏醒，不留后遗症状。

b. 排尿性昏厥：几乎全为男性，中青年发病较多，常发生与午夜起床小便时或结束后，意识突然丧失，持续数十秒后自行苏醒。此与夜间迷走神经能力升高有一定关系。

c. 颈动脉窦综合征：是因颈动脉窦敏感性过高所致，多见于中年以上男性，常发生与急剧转颈、低头、刮面、衣领过紧时，起病突然，常因昏厥而摔倒，意识丧失时间短，少数伴有惊厥发作。

（温江涛　李兰亚）

第十二节　中枢神经系统外伤性疾病

一、脑震荡(concussion of brain)

1. 概述

脑震荡(轻度脑损伤)，是指头部在暴力作用后发生的一过性脑功能障碍，表现即刻发生的短暂昏迷,一般在数分钟至半小时内清醒,醒后多有逆行性遗忘症,神经系统检查和 CSF 检查均为正常。

2. 病因

一般来讲,脑震荡是头部受暴力后发生的短暂性意识障碍,是一种较轻度的脑损伤,车祸、打击、摔伤等均有可能造成。目前认为其损伤机制可能为外力所致的旋转加速度或角加速度导致脑深部结构的非出血性损伤,以轴索肿胀为主,使皮质与皮质下结构的联系短时性中断,是可逆性损伤。

3. 临床表现

(1) 受损伤后意识立即消失,一般多为数分钟不超过半小时,病人清醒后不能回忆受伤及伤前情况,称之为逆行性遗忘,这是脑震荡特有的症状。

(2) 受伤较重时在伤后可有面色苍白、出冷汗、血压下降、心跳缓慢、瞳孔改变及各种生理反射消失等短暂性脑干功能紊乱。恢复期可有头昏、头痛、恶心、全身无力等症状。多数病人数天内可很快恢复,少部分病人以上症状可持续数周或更久。

4. 实验室检查

(1) 腰椎穿刺可见 CSF 压力正常或略偏高,CSF 常规及生化检验正常。

(2) 头颅 CT 检查无异常发现。

(3) **脑磁图**(magnetoencephalogram,MEG)检查在鉴别脑震荡患者是否存在脑功能障碍方面,优于 CT 及 MRI。脑磁图磁场活性的异常低频表现,可为脑震荡后综合征的病人提供客观依据。

5. 诊断与鉴别诊断

(1) 诊断:有头部外伤史,并依据临床表现、神经系统检查及实验室检查多可作出诊断。

(2) 鉴别诊断:CSF 压力及化验正常,头颅 CT 检查脑内无异常发现可与轻度脑挫伤鉴别。有脑震荡典型表现,但 CT 检查颅内有阳性发现者则不应诊断为脑震荡,而应与其他引起脑损伤的疾病相鉴别。

二、硬脑膜下血肿(Subdural hematomas)

1. 概述

硬脑膜下血肿约占颅内血肿的 1/3,根据血肿出现的时间可分为两型,即急性硬脑膜下血肿和慢性硬脑膜下血肿。急性硬脑膜下血肿是指伤后 3 日内出现血肿症状者;慢性硬脑膜下血肿为伤后 3 周以上出现血肿症状者,占硬脑膜下血肿的25%左右,多发生于老年人,大部分有头部轻微外伤史或已无法回忆。

2. 病因

大多数因脑挫裂伤,尤其是冲击伤等造成。

3. 临床表现

急性硬脑膜下血肿伤后 3 d 内出现血肿症状,多数伴有严重的脑挫裂伤或脑内血肿,称为复合性硬脑膜下血肿,伤后病情变化较快,少数为单纯性硬脑膜下血肿,不伴有脑实质损伤。急性硬脑膜下血肿伤情多数较重,发展迅速而导致昏迷。由于颅内压增高,病人呕吐、躁动、血压偏高、脉搏变慢。清醒病人可有剧烈头痛,频繁呕吐等。慢性硬脑膜下血肿者于受伤 3 周后出现症状,如有头痛、头昏等。常于 2～3 个月后出现恶心、呕吐、复视、肢体无力或肢体抽搐等,体征可有偏瘫、失语、同向性偏盲、视乳头水肿等。

4. 实验室检查

(1) 头颅 CT 检查可显示血肿部位、大小及脑有无损伤情况,并可了解脑室受压、中线结构移位情况。

(2) 凝血象及血小板检查:了解凝血因素是否正常。

(3) 神经元特异性烯醇化酶(NSE)测定

NSE 是一种大量存在于脑组织中而不存在于非神经组织中的酸性可溶性蛋白,该蛋白特异性存在于神经元和神经内分泌细胞中且具有烯醇化酶的活性,因此称为神经元特异性烯醇化酶。脑神经受损后,细胞膜、血-脑屏障、脑脊液-脑屏障的破坏,使细胞内许多物质释放至脑脊液和血液循环中。近年来的研究表明,脑外伤病人血清 NSE 浓度常可升高,重度脑外伤 NSE 升高更为明显,NSE 的峰值与CT 显示的脑挫裂伤有关,认为血清 NSE 可提供脑损害的证据及损害程度。浙江省义乌市中心医院陈汝昌等对 28 例慢性硬膜下血肿患者及 28 例正常对照组作了血清 NSE 检测(RIA 法),结果疾病组为(21.8±4.5)μg/L,明显高于正常对照组(8.7±2.6)μg/L($P<0.01$)。测定血清 NSE 含量可以作为了解病情轻重及疗效观察的指标之一。

5. 诊断和鉴别诊断

主要根据头部外伤史、临床症状及神经影像学检查明确诊断。急性硬脑膜下血肿应与急性硬脑膜外血肿鉴别。急性硬脑膜下血肿多伴有脑挫裂伤或脑内血肿,且多见对冲部位。慢性硬脑膜下血肿需要与硬脑膜下积液相鉴别,外伤性硬脑膜下积液为外伤撕裂蛛网膜,脑脊液进入硬脑膜下而形成。临床与硬脑膜下血肿相似,但其积液为无色透明,蛋白含量高于脑脊液,低于血肿。而慢性硬脑膜下血肿,血肿有一层包膜,其内多为黑褐色黏稠液体。

三、硬脑膜外血肿

1. 概述

硬脑膜外血肿(extradural hematomas)是指血液积聚于硬脑膜外腔与颅骨之间,多由于颅骨骨折,骨折端造成硬脑膜血管出血而成,硬脑膜外血肿发生于颞叶、顶叶、额叶最多见。

2. 病因

本病多在外力的打击下,因颅骨骨折导致颅内出血积聚于硬脑膜外,但婴儿颅骨与硬脑膜粘连紧密,因此硬脑膜外血肿也较少见。

3. 临床表现

(1)意识障碍,常见有三种类型:

a. 原发性脑损伤较轻,如脑震荡,有一过性意识障碍。由于血肿形成较慢,因此在发生脑疝前有一段数小时的中间清醒期,即发生昏迷—清醒—再昏迷过程。

b. 原发性脑损伤较重,加之血肿形成较快,此时可无中间清醒期,仅表现意识障碍进行性加重。

c. 原发性脑损伤很轻,或原发性脑损伤很局限,不存在原发昏迷,只当血肿增大脑疝形成后出现昏迷。

(2)受伤部位可有头皮血肿或头皮损伤。

(3)颅内压增高症状出现于中间清醒期,如头痛、恶心、呕吐等。

(4)可有惊厥发作,亦可有面瘫、轻瘫及运动性失语等。

4. 实验室检查

(1)头颅平片,约有 90% 的病例伴有颅骨骨折。

(2)CT 或 MRI 检查,可见血肿所在部位及大小,并可观察中线结构有无移位及有无脑挫伤等情况。

(3)血液常规检查,可见白细胞升高。

（4）血清免疫学检查，可见血清 hs-CRP 显著升高。

（5）血清 NSE 增高（可参阅硬膜下血肿）。

5. 诊断和鉴别诊断

（1）诊断：根据病史和典型的临床症状，及神经影像学检查诊断并不困难。

（2）鉴别诊断：本病需与硬脑膜下血肿等疾病相鉴别。

四、脑内血肿

1. 概述

脑内血肿是指脑实质内血肿，比较少见，只占颅内血肿的 5%，老年人相对较多，这是因为老年人的动脉弹性差，脆性大的原因。

2. 病因

暴力直接作用于头部时，受力部位产生冲击点伤外，常在着力部位的对侧形成对冲伤，冲击力可沿颅骨和脑组织传导则会造成脑挫裂伤、脑内血肿、硬脑膜下血肿等。

3. 临床表现

脑内血肿除少数为急性外，大多数为亚急性，慢性亦少见。一般局部脑组织受压症状出现较早，如偏瘫、失语、偏盲等。血肿破入脑室内时，可出现急性颅内压增高、高热和昏迷等征象。

4. 实验室检查

脑 CT 检查可见高密度出血区及了解血肿与周围结构的关系。血清 NSE、NPY 增高。

5. 诊断和鉴别诊断

（1）诊断：根据病史、症状、体征及颅脑 CT 等检查诊断并不困难。

（2）鉴别诊断：本病需与硬脑膜下血肿、硬脑膜外血肿进行鉴别诊断，经神经影像学检查，一般不难鉴别。

五、脑挫裂伤

1. 概述

脑挫裂伤是指在暴力作用下脑组织发生的器质性损伤。

2. 病因

头部遭受外力打击或冲击,使着力点处颅骨变形或发生骨折,同时因受外力冲击使脑组织在颅腔内运动,造成冲击点下面或对侧脑组织挫伤或裂伤,由于两种改变往往同时存在,故统称为脑挫裂伤。

3. 临床表现

轻度脑挫伤患者可无昏迷,较重者伤后立即出现昏迷,且时间较长,一般大于30 min。意识障碍的程度及时间取决于受伤程度。轻者十几分钟至数小时或数日,重者数周至数月,有的呈持续昏迷或植物生存。生命体征改变,较重的病人可出现脉搏、呼吸加快,血压偏高或正常。局灶体征方面,受伤当时立即出现与伤灶相应的神经功能障碍或体征,运动区损伤可出现肢体瘫痪或癫痫发作,可出现颅内压增高症状如出现剧烈头痛、频繁呕吐、烦躁或昏迷程度加深,甚至发生脑疝。病人清醒后有头痛、头晕、恶心、呕吐、记忆减退等症状,甚至出现精神症状如烦躁、乱语、哭闹等。

4. 检验诊断

(1) 血常规及生化检查:血白细胞可增高,血浆蛋白下降,血糖增高。

(2) 血气分析:重症患者可出现低血氧情况。

(3) CSF 检查:压力正常或偏高,可有红细胞,有的 CSF 呈血性。

(4) X 线平片多数病人可有颅骨骨折。

(5) 颅脑 CT 检查可了解挫裂伤部位、范围及脑水肿等情况,了解有无骨折、有无中线移位及除外颅内血肿。

(6) 血浆 Hcy、β_2 - m、Cortisol、NSE 增高。

(7) 血浆 NPY 含量测定:神经肽 Y(neuropeptide, NPY)是一种生物活性多肽,具有明显的缩血管作用,参与了多种疾病的病理生理过程。随着对颅脑外伤研究的深入,NPY 的作用越来越受到重视。蚌埠医学院附院神经外科娄飞云等按 GCS 评分,将 101 例颅脑损伤患者分为三组,即轻度 44 例、中度 27 例和重度 30 例,采用放射免疫分析分别测定患者和 30 例正常对照组的 NPY 含量。结果轻度组为(20.3±7.8)mmol/L,中度组为(31.3±12.8)mmol/L,重度组为(43.6±21.6)mmol/L,明显高于正常对照组(14.8±5.4)mmol/L($P<0.01$)。中度组明显高于轻度组($P<0.01$),重度组明显高于中度组($P<0.05$),病情越重升高越显著。血浆 NPY 含量升高的主要原因可能是:① 当颅脑损伤时,患者处于强烈的应激状态,交感神经兴奋性增高,释放 NPY 增多;② 颅脑损伤时可能伴有不同程度

的血管损伤,胶原成分暴露,刺激血小板聚集,释放 NPY 增加;③ 由于 NPY 具有较强的收缩血管作用,当血浆 NPY 含量持续增加时,血管持续强烈收缩可导致组织缺血缺氧,尤其是脑组织缺血缺氧,使颅脑损伤后继发性脑损伤加重,可使病情加重,血管损伤加重,反过来刺激 NPY 释放增加,出现恶性循环。综上所述,血浆 NPY 水平可反映颅脑损伤患者的病情变化,并可作为观察疗效和判定预后的指标之一。

(8) 血浆高迁移率族蛋白 B1(HMGB1)测定:炎症反应参与脑外伤后继发性脑损伤过程。高迁移率族蛋白 B1(HMGB1)是一种重要炎症因子。浙江省慈溪市第二人民医院罗任达等对 112 例脑外伤患者及 40 例正常对照组采用 ELISA 作了血浆 HMGB1 测定,结果脑外伤组血浆 HMGB1 浓度(6.4±2.8)ng/ml 显著高于正常对照组(1.2±0.3)ng/ml($P<0.01$)。血浆 HMGB1 水平在脑外伤后早期显著升高,与脑外伤患者入院时 GCS 评分呈显著负相关,是脑外伤患者 1 个月内死亡的危险因素,且判定血浆 HMGB1 浓度 7.2 ng/ml,对预测脑外伤后 1 个月内死亡有 71.0% 的灵敏度和 61.7% 的特异度。因此,血浆 HMGB1 可用于反映脑外伤的严重程度,为脑外伤预后的早期预测提供实验室依据。

(9) 血清 GM-CSF、IL-8、hs-CRP 含量测定:粒细胞-巨噬细胞集落刺激因子(GM-CSF)是在炎症过程中由损伤的内皮细胞释放的一种多肽类激素造血生长因子,是炎症反应的敏感标志物。IL-8 主要由单核-巨噬细胞产生的一种细胞因子,具有加强炎症防护的作用。CRP 是人体肝脏中合成的一种急性反应蛋白,组织损伤或急性感染病人血液中浓度可明显升高,而经治疗好转后则迅速下降。连云港市第一人民医院东方医院郑键对 31 例急诊外科早期颅脑损伤的患者及 35 例健康体检合格的正常人作了血清 GM-CSF、IL-8 和 hs-CRP 的含量测定,结果显示,急性颅脑损伤患者在治疗前三项检测指标均显著地高于正常对照组($P<0.01$);经抗炎等一系列措施积极治疗 2 周后,则与正常对照组比较无显著性差异($P>0.05$)。作者认为,检测急性颅脑损伤患者血清 GM-CSF、IL-8 和 hs-CRP 水平的变化,对了解病情、判断疗效和预后观察具有重要的临床价值。

5. 诊断和鉴别诊断

根据病史、临床表现及神经影像学检查多可明确诊断。轻度脑挫伤患者可无意识障碍,可通过 CT 检查与脑震荡相鉴别。

(温江涛　史进方)

第十三节　理化因素及系统疾病性神经损害

一、酒精中毒

1. 概述

正常成年人肝脏 24 h 只能代谢大约 200 g 纯乙醇,快速饮酒过量都会引起血中乙醇浓度急速上升,超过个体耐受能力而产生酒精中毒症状。酒精对中枢神经系统具有抑制作用,并影响循环、呼吸和消化系统。

2. 病因

酒精中毒分为急性和慢性酒精中毒。急性酒精中毒系饮酒过量所致、中毒剂量一般为 75～80 g,致死量为 250～500 g,慢性酒精中毒见于酒瘾患者,是指长期大量饮酒之后所出现的一系列症状。

3. 临床表现

急性中毒的临床表现可分为三期：① 兴奋期：头痛、兴奋、欣快、易激怒,常有呕吐,呕吐物有乙醇气味,患者面色潮红或苍白。② 共济失调期：动作笨拙,步态不稳、言语不清,出现共济失调。③ 昏睡期：体温下降、面色苍白、皮肤湿冷、口唇轻度发绀、瞳孔扩大、大小便失禁逐渐神志不清而昏迷,最后因呼吸麻痹而死亡。慢性中毒可出现遗忘、幻觉、嫉妒妄想和 Wernicke 脑病。Wernicke 脑病系慢性酒精中毒所致 $VitB_1$ 缺乏性疾病,其典型表现为眼球运动障碍、小脑性共济失调、精神意识障碍三联征,出现复视、眼震、步态蹒跚、智能减退、不同程度的意识障碍和精神异常。另外,还可发生酒精中毒性神经炎,表现四肢麻木无力,腱反射减退或消失。

4. 实验室检查

血清乙醇浓度检测,可协助诊断。乙醇浓度越高,中毒症状越重。乙醇测定常用干化学法,因该方法操作方便、成本低、时间短、标本量少、结果准确,适用于临床推广应用。但应注意温度、取样的时间对结果有一定的影响,应加注意。正常参考范围 0～5 mmol/L。

5. 诊断与鉴别诊断

根据酒精接触史和临床表现,一般即可作出诊断,血液酒精浓度升高可协助诊断。急性乙醇中毒应与甲醇中毒、药物中毒、脑膜炎、头颅损伤相鉴别。慢性酒精中毒需与其他病因所致的神经精神障碍相鉴别。

二、一氧化碳中毒(煤气中毒)

1. 概述

一氧化碳(carbon monoxide, CO)中毒,俗称煤气中毒,是过量 CO 经呼吸道吸入所致。在中国急性 CO 中毒的发病率居各种急性中毒之首。

2. 病因

含碳物质燃烧不完全时,均可产生 CO 气体,如炼钢、炼焦、内燃机排出的废弃等。生产过程中,如防护不周或通风不良,可发生急性 CO 中毒。家中煤炉产生的 CO 及煤气泄露,则是生活性中毒最常见的原因。

3. 临床表现

急性 CO 中毒程度与空气中 CO 浓度、吸入时间及病人的体质有关。轻度中毒表现为头痛、头晕、呕吐,继而会出现视听觉障碍、颜面潮红、口唇呈樱红色、多汗、烦躁、神志不清及昏迷。重度中毒表现昏迷不醒、大小便失禁、呼吸抑制、瞳孔散大、心律不齐、休克,可出现 CO 中毒性脑病。部分严重者可伴代谢性酸中毒及肺水肿。

4. 实验室检查

(1) HbCO 检测:应用加碱法(10% NaOH)或分光镜检测法,血中 HbCO 呈阳性反应。正常参考值为阴性。

(2) CSF:CSF 中蛋白含量增加。

(3) 脑 CT 检查,部分患者可见双侧基底节对称性低密度灶,较具特征性,但此征象亦可见于严重缺氧、霉变甘蔗中毒等,应加注意。

5. 诊断和鉴别诊断

(1) 诊断:根据煤气接触史的临床表现不难诊断。

(2) 鉴别诊断:本病需与脑血管意外、脑炎、糖尿病酮症中毒以及其他中毒引起的昏迷相鉴别。

三、糖尿病性神经病变

1. 概述

糖尿病性神经病变是由于糖代谢障碍、胰岛素分泌不足引起组织对葡萄糖的利用减少、肝糖原合成代谢降低、分解代谢加速、糖元异生增加、肝脏和外围组织摄取、利用葡萄糖减少,出现高血糖和糖尿。

2. 病因

血中葡萄糖过高引起神经酶系统促进葡萄糖、山梨醇和果糖增加,脊髓及周围神经酶系统促进葡萄糖转化为山梨醇及果糖。而山梨醇和果糖囤积导致细胞内渗透压增加,对神经组织产生不利影响,引起神经纤维变性。物质代谢紊乱引起高脂血症及高糖本身能抑制神经递质乙酰胆碱的合成,造成神经系统的损害。糖尿病能引起大、中、小动脉粥样硬化,还易于产生特异性微血管病变,使血管的管腔狭窄甚至闭塞,出现神经滋养层缺血缺氧与变性以至功能失常。

3. 临床表现

糖尿病神经病变可累及神经系统的任何一部分。多发于糖尿病症出现之后。但也有少数为糖尿病的首发症状,且神经症状不一定与血糖升高异常相一致。常见的临床表现有:

(1) 对称性的周围神经病变:表现为双足疼痛、烧灼感及感觉异常等。双下肢远端震动觉减退或消失,跟腱反射消失,小腿肌肉压痛。症状在晚间及天气寒冷时加重。晚期可出现手套称袜套型感觉障碍。

(2) 自主神经损害:表现为肢体的血管运动障碍,出汗增多或减少,位置性低血压和心动过速;关节与皮肤的营养改变;阳痿、大小便功能障碍等。

(3) 颅神经损害:可突然发生,以损害动眼、滑车、外展神经为主,偶尔累及面神经。糖尿病性颅神经损害常呈自发缓解现象。

4. 实验室检查

(1) 血液变异和血小板聚集功能检测:可了解微血管病变的程度。

(2) 糖化血红蛋白检测:含量升高。

(3) 血清 2,3-二磷酸甘油酸水平降低。

(4) 血浆 ET 和 NPY 水平测定:可了解血管内皮细胞受损和神经系统损失程度。

(5) CSF 中常可见蛋白增高、糖增高。

(6) 肌电图和神经传导速度测定显示失神经损害。

5. 诊断及鉴别诊断

(1) 诊断:根据患者有糖尿病的病史及周围神经或颅神经损害的临床表现及实验室的相关检查,诊断不难。

(2) 鉴别诊断:本病需与其他神经系统损伤患者鉴别。

四、尿毒症性神经病

1. 概述

尿毒症性神经病(uremia neuropathy)是由于慢性肾衰竭时发生的远端对称性感觉运动性多发性神经病。

2. 病因

尿毒症性神经病是因为可透析的毒物及代谢产物不能被肾脏排出,在体内积聚后引起。

3. 临床表现

常可出现感觉和运动障碍,表现为双下肢麻木、感觉缺失、肌力减退、步态不稳,重者可有截瘫,四肢瘫痪。如有颅神经损伤可表现为眼球震颤、瞳孔缩小,也可以出现胃肠功能紊乱与体位性低血症。

4. 实验室检查

(1) 血液变化检查：包括 BUN、Cr 水平检测及内生肌酐清除值测定可了解肾功能损伤的程度。

(2) 血液电解质的测定：可了解电解质紊乱的状况。

(3) 血清 NPY 测定：可了解神经受损的程度。

5. 诊断和鉴别诊断

(1) 诊断：根据患者的病史、临床症状及肾功能损害的实验室检查结果,本病诊断不十分困难。

(2) 鉴别诊断：本病需与其他原因的肾衰竭相鉴别。

五、肺性脑病

1. 概述

肺性脑病是慢性肺、脑疾病患者发生呼吸衰竭、出现缺氧与 CO_2 潴留引起的中枢神经系统功能障碍为主要表现的综合征。

2. 病因

所有导致呼吸衰竭的疾病均可为肺性脑病的病因,但最为常见的是慢性阻塞性肺气肿所并发的肺心病。

3. 临床表现

（1）精神症状：一般与意识障碍交替或同时出现。表现乏力、烦躁不安、多语、记忆障碍、定向力丧失。晚期可出现精神兴奋、躁动、乱语似躁狂症或谵妄状态；也有情绪淡漠、抑郁寡言、动作减少呈木僵状态。极少数出现哭笑无常、胡言乱语及幻觉妄想。

（2）意识障碍：轻者嗜睡、昏睡；重者昏迷。

（3）运动障碍：早期可出现静止性、粗大、无节律的震颤。有时可发生偏瘫，也可有癫痫发作。

（4）10％～15％的患者由于颅内持续性压力增高，可出现脑疝及昏迷，加重神经症状，血压下降而死亡。

4. 实验室检查

（1）外周血红细胞与 Hb 升高。

（2）动脉血气分析：属于Ⅱ型呼吸衰竭，氧分压 39.75 mmHg，氧分压的正常范围为（80～100）mmHg，二氧化碳分压＞60 mmHg，正常值为（35～45）mmHg。标准碳酸盐和剩余碱降低，CSF 检查压力升高，60％以上患者 200 mmH_2O 以上，pH 降低＜7.259，重者＜7.1，pH 正常范围是 7.35～7.45。多红细胞常增多。

（3）血支链氨基酸/芳香氨基酸比值 2.53±0.15。

（4）脑电图出现慢波，CO_2 分压 pH 恢复正常时可消失。

（5）头部 CT 或 MRI 检查：可有无法解释临床症状和体征的脑局灶性损害。

5. 诊断和鉴别诊断

（1）诊断：① 患者有严重的慢性肺部疾病伴肺功能不全的表现。② 有缺氧和二氧化碳潴留的实验室依据。③ 患有意识障碍、精神症状或伴脑局灶症状。④ 血气分析有Ⅰ或Ⅱ型呼吸衰竭。一般诊断不难。

（2）鉴别诊断：本病应与其他原因引起的神经系统功能障碍的疾病相鉴别，除外尿毒症、肝性脑病、DIC 及药物中毒，全面询问病史和详尽查体及实验室检查结果是鉴别的关键。

六、肝性脑病

1. 概述

肝性脑病是重症肝病引起的一种以代谢紊乱为基础的一组神经精神综合征，

以前称为肝性昏迷,伴有各种意识障碍直至昏迷,是肝硬化和重症肝炎死亡的主要原因。

2. 病因

常见的原发性肝病有门脉性肝硬化、重症病毒性肝炎、急性或爆发性肝功能衰竭,也可见于原发性肝癌、妊娠期急性脂肪肝和门静脉分流术后,任何原因引起的弥漫性肝病终末期均可发生肝昏迷。

3. 临床表现

肝性脑病临床表现的轻、重、缓急与原发性肝病的性质、程度有关。患者常伴有上消化道出血、感染、多发腹水、大量排钾利尿等诱因。一般分为,Ⅰ期(前驱期),Ⅱ期(昏迷前期),Ⅲ期(昏睡期),Ⅳ期(昏迷期)。少数患者可因神经系统损害部位不同而出现智力减退,共济失调。椎体束征阳性或截瘫等。

4. 实验室检查

(1) 肝功能检查:有明显的肝功能异常。

(2) 血氨测定:肝性脑病血氨水平升高,特别是门-体分流严重者,血氨升高显著。

(3) 血支链氨基酸/芳香氨基酸比例降低。

(4) 脑电图(EEG)检查:脑电图明显异常,呈对称性弥漫性高幅 θ 波、δ 波。

(5) 细胞因子 IL-2 水平降低。IL-8、IL-10、IL-18 水平升高。

5. 诊断与鉴别诊断

(1) 诊断:① 肝炎或肝硬化患者出现神经精神症状,应考虑本病。② 有精神错乱和轻度不等的意识障碍(昏睡、昏迷)。③ 常有一定发病诱因。④ 脑电图有特征性的改变。

(2) 鉴别诊断:本病需与糖尿病、尿毒症、脑血管意外以及某些中毒等相鉴别,对伴有精神障碍的精神病相鉴别。

(周　彦　温江涛)

七、妊娠高血压疾病(子痫前期及子痫)

1. 概述

妊娠期高血压疾病为妊娠期特有的一组高血压疾病。本病一般发生于妊娠20周后,临床表现为高血压、蛋白尿、水肿,严重时出现抽搐、昏迷,甚至母婴死亡。

共包括以下 6 类疾病即妊娠期高血压、子痫前期、子痫、慢性高血压并发子痫前期、妊娠合并慢性高血压及 HELLP 综合征。本病命名强调生育年龄妇女发生高血压、蛋白尿、水肿等症状与妊娠之间的因果关系。多数病例在妊娠期出现一过性高血压、蛋白尿症状，而分娩后即随之消失，这是本病与其他疾病不同的特点。

对妊娠期特有的高血压疾病，过去曾有多种命名。20 世纪四五十年代多把它称为妊娠中毒症或妊娠毒血症，当时有许多妇产科学者认为是孕妇体内有某些毒素所致。1952 年美国学者 Estman 等认为，经多年研究，孕妇血液内并未发现毒素，因此妊娠中毒症或妊娠毒血症的名称应予废弃。1970 年世界妇产科联合组织（FIGO）决定更名为妊娠高血压。中国于 1983 年更名为**妊娠高血压综合征（pregnancy induced hypertension symdrome, PIH）**，简称妊高征，主要是指子痫前期和子痫。近年来，妊娠高血压综合征的名称也用得少了，许多妇产科教科书已把妊高征称之为"子痫前期和子痫"。

2. 病因

尚不清楚，学说较多，如免疫学说、胎盘或滋养细胞缺血学说、血管内皮细胞受损、遗传因素及钙平衡失调学说等。

3. 临床表现

（1）**子痫前期（pre-eclampsia）**，又称先兆子痫，分轻度和重度两种。

轻度：BP≥140/90 mmHg，孕 20 周以后出现；尿蛋白≥300 mg/24 h 或（＋）；可伴有上腹不适、头痛等症状。

重度：BP≥160/110 mmHg；尿蛋白至少≥2.0 g/24 h 或（＋＋）；血肌酐＞106 μmol/L；血小板＜100×10^9/L；微血管病理溶血（血 LDH 升高）；血清 ALT 或 AST 升高；持续性头痛或其他脑神经和视觉障碍；持续性上腹不适。

（2）**子痫（eclampsia）**

子痫前期的孕妇发生抽搐，而抽搐不能用其他原因解释。抽搐进展迅速，表现为抽搐、面部充血、口吐白沫、深昏迷、深部肌肉僵硬，很快发展成典型的高张阵挛惊厥，持续 1～1.5 min，其间患者无呼吸动作，此后抽搐停止，呼吸恢复，但患者仍昏迷，最后意识恢复，但困惑、易激怒、烦躁。

子痫很少发生在孕 20 周以前，通常产前子痫占 71％，产时子痫与产后子痫占 29％。

4. 实验室检查

（1）血常规检查：包括 RBC 计数、Hb 测定、血细胞比容。血黏度、凝血功能等,检查结果常提示血液浓缩;可见血小板计数下降,血小板$<100 \times 10^9$/L。

（2）肝、肾功能检查：肝功能受损血清 ALT 及 AST 升高。可出现白蛋白缺乏为主的低蛋白血症,白/球蛋白比值异常。肾功能受损血清肌酐、尿素氮、尿酸升高,血肌酐$>106~\mu$mol/L。

（3）血电解质测定与 CO_2 结合力检查：可发现电解质不平衡或酸中毒。

（4）尿液检查：尿蛋白常$\geqslant 2.0$ g/24 h,严重者尿蛋白含量>5 g/24 h。

（5）血清血管内皮生长因子（VEGF）、肝细胞生长因子（HGF）、胎盘生长因子（PLGF）测定：结果显示显著降低。血清 Hcy、IL-18、IL-32 水平升高。

近年来的研究发现,子痫前期乃至子痫是因滋养细胞对子宫螺旋动脉浸润过浅、胎盘血管网络形成不良及广泛的血管内皮损伤,导致胎盘缺血缺氧而引发的。表明该病的发生与滋养细胞、内皮细胞的生长和功能有关。另外,HGF、PLGF 在调节滋养细胞生长和内皮功能方面的作用也受到学者们的广泛关注。扬州大学第五临床医学院常熟二院妇产科虞秋月分别采用放射免疫分析、酶联免疫分析和免疫组化法测定 32 例子痫前期孕妇（子痫前期组）和 35 名正常孕妇（对照组）血清 VEGF、HGF 和 PLGF 的表达水平,结果显示子痫前期患者无论是轻度子痫前期或重度子痫前期组 HGF 含量显著低于对照组（P 均<0.01）；但轻度和重度两组之间无显著性差异（$P>0.05$）。胎盘中 PLGF 水平也显示轻度和重度两组均显著低于对照组（$P<0.01$）；且重度组又显著低于轻度组（$P<0.01$）。血清 VEGF 水平轻度组显著低于对照组（$P<0.05$）；重度组较对照组降低更为显著（$P<0.01$）,且重度组显著低于轻度组（$P<0.01$）。测定结果证实,患者血清三项标志物均参与了子痫前期的病理进程,其测定对了解病情和预后评估均有帮助。

（6）血管活性物质的测定：近年来的研究认为,某些血管活性多肽在妊高征的发病中具有重要作用。扬州大学医学院附属常熟第二医院妇产科张丹晖对 36 例妊高征患者及 30 例正常晚孕妇女作了血浆 ET（内皮素）、CGRP（降钙素基因相关肽）及 NO（一氧化氮）测定。发现中、重度妊高征患者 CGRP 水平与正常妊娠组比较有显著性差异（$P<0.01$）,重度妊高征组 CGRP 为（19.02 ± 2.70）ng/L,而正常妊娠组为（37.12 ± 11.02）ng/L。关于其含量下降的原因,可能是由于 CGRP 神经纤维缺氧受损,转录释放 CGRP 减少所致。

近年来的研究证实,内皮素（ET）是体内最强烈的血管收缩活性物质之一,妊高征的基本病理表现为全身性小动脉痉挛,血管壁紧张使血压明显升高。重度妊高征组 ET 水平明显升高,为（783.02 ± 170.77）ng/L,而正常妊娠组为（$384.98 \pm$

97.86)ng/L,两者有显著性差异($P<0.01$)。血管内皮病变均与一氧化氮(NO)含量的变化有关,重度妊高征组 NO 水平为(19.02±1.91)μmol/L,而正常妊娠组为(31.02±3.01)μmol/L,两者有显著性差异($P<0.01$),其 NO 含量减低的原因,可能是患者存在 NO 合成酶缺陷,NO 生产和释放减少,使 NO 与 ET 处于失衡状态所致。

(7) 眼底检查:可见反光增强、絮状渗出物,严重者有视网膜水肿、出血、剥离等。

(8) 其他检查:心电图、超声心动图可了解心功能。疑有脑出血者可作 CT 或 MRI 检查,即可确定。测定血气分析,以进一步了解患者酸碱平衡的失衡状态并及时纠正。

5. 诊断和鉴别诊断

根据孕妇的病史、症状、体征结合实验室检查结果,本病诊断不难。但需与脑出血、高血压脑病及其他引起肝肾衰竭的疾病相鉴别。

(金文涛　李兰亚)

第十四节　脊　髓　疾　病

一、急性脊髓炎

1. 概述

急性脊髓炎(acute myelitis)是指各种感染后引起自身免疫反应所致的急性脊髓炎性病变,是临床上最常见的一种脊髓炎。包括不同的临床综合征(如感染后脊髓炎和疫苗接种后的脊髓炎、脱髓鞘性脊髓炎急性多发性硬化、坏死性脊髓炎等)。

2. 病因

病因不明,约 40%的病例病前有上呼吸道感染或腹泻等病毒感染史或疫苗接种史。而劳累、受凉、外伤等常为诱因。先有疫苗接种后有发病者,可能为疫苗接种引起的异常免疫反应。

3. 临床表现

本病可发生于任何年龄,但以青壮年为主。发病前 1～2 周常有上呼吸道感染、消化道感染症状,或有疫苗接种史。外伤、劳累、受凉等为发病诱因。起病较急,2～3 d 内症状发展达高峰,常有低热,病变部位神经根痛,双下肢麻木无力,亦有可发生突然瘫痪。大多数在数小时或数日内出现受累平面以下运动障碍、感觉缺失及膀胱、直肠括约肌功能障碍。以胸段脊髓炎最为常见。尤其是 T3－T5 节段,而颈髓、腰髓次之。

4. 实验室检查

(1) CSF 检查:压颈试验通畅,少数病例脊髓水肿严重可有不完全梗阻。CSF 压力多正常。外观无色透明,细胞数和蛋白含量正常或轻度升高,以淋巴细胞为主,糖、氯化物正常。寡克隆带的出现多变,如出现则与将来发展成多发性硬化有关。

(2) 电生理检查:① 视觉诱发电位(VEP):正常,可作为与视神经脊髓炎及 MS 的鉴别依据。② 下肢体感诱发电位(SEP):波幅可明显降低。③ 运动诱发电位(MEP)异常。

(3) 影像学检查:脊柱 X 线平片及 CT 多为正常。MRI 显示病变部位脊髓增粗,受累脊髓内显示斑片状病灶,呈 T_1 低信号,T_2 高信号。强度不均,可散在或融合。

(4) 肌电图检查:可呈失神经改变。

5. 诊断和鉴别诊断

(1) 诊断:根据急性起病,病前有感染或预防接种史,迅速出现的脊髓横贯性损害的临床表现,结合 CSF 检查和 MRI 检查,诊断并不难。

(2) 鉴别诊断:本病需与视神经脊髓炎、急性感染性多发性神经炎、急性硬脊膜外脓肿相鉴别。① 视神经脊髓炎:在脊髓病变出现之前或同时,出现视神经炎症状。② 急性感染性多发性神经根炎:急性起病表现为四肢松弛型瘫,常伴颅神经障碍,感觉变化无或轻微,多数无括约肌功能障碍,CSF 可出现细胞与蛋白分离现象(蛋白明显增高,细胞近于正常)。③ 急性硬脊膜外脓肿:多为化脓性感染,起病后脊柱疼痛及明显压痛,进展性肢体瘫痪,常呈不完全性截瘫,感觉障碍的上界常不明确,大小便障碍出现较迟。CSF 检查蛋白增高,动力测定蛛网膜下腔有阻塞现象。

二、脊髓蛛网膜炎

1. 概述

脊髓蛛网膜炎(spinal arachnoiditis)又称粘连性脊髓蛛网膜炎(spinal adhesive

arachnoiditis），是因蛛网膜出现炎症增厚与脊髓、脊神经粘连或形成囊肿阻塞脊髓腔从而导致脊髓功能障碍的疾病。

2. 病因

① 感染性：可继发于脊柱结核、硬膜外脓肿和脑膜炎等，也可继发于流感、伤寒、产褥感染等。② 外伤性：脊髓损伤、反复腰穿，可产生脊髓、软脊膜、蛛网膜和硬脊膜不同程度的撕裂或水肿。③ 化学性：鞘内注射药物或脊髓造影所用的碘油刺激所致。④ 其他：如脊髓空洞症、脊髓肿瘤、多发性硬化或突出的髓核刺激所引起。

3. 临床表现

多见中年男性，多为慢性起病，逐渐进展，少数可急性或亚急性起病。可因累及的部位不同临床表现呈多样性。可为单发或多发的神经根痛。感觉障碍多双侧不对称，局限型者为阶段性根性疼痛；弥漫性多见胸背部自发性疼痛，常伴麻木、紧束感。运动障碍为不对称的单瘫、瘫痪或四肢瘫。因括约肌功能障碍，而有大小便排除障碍，一般在发病后 4～5 年才出现。

4. 实验室检查

(1) CSF 检查：CSF 压力正常或较低，弥散型和囊肿型可导致椎管完全阻塞。CSF 呈无色透明也可呈淡黄色，淋巴细胞数接近正常而蛋白显著升高，而呈现蛋白细胞分离现象。

(2) 椎管造影：可见椎管腔呈不规则狭窄。碘油呈点滴状或串珠状分布，囊肿型者表现为杯口状缺损。

(3) MRI：病变部位脊髓增粗，范围长，表面不光整。能明确囊肿的性质、部位、大小，并能了解病灶对周围重要组织的损害情况。

5. 诊断和鉴别诊断

(1) 诊断：根据慢性起病，既往病史，临床症状的多样性，体征一般不对称，病程有波动，以及腰穿及造影结果分析作出诊断。

(2) 鉴别诊断：本病需与脊髓肿瘤、颈椎间盘突出、多发性硬化等疾病进行鉴别诊断。

三、脊髓空洞症

1. 概述

脊髓空洞症（syringomyelia） 是一种慢性进行性脊髓变性疾病，空洞多分布颈椎,亦可累及延髓,称为脊髓空洞症。脊髓空洞症与颈髓空洞症可单独发生或并发。

2. 病因

多数学者认为,脊髓空洞症不是一种单独性病因所引起的一种独立疾病,而是有多种致病因素所致的综合征。主要原因有先天性发育异常、CSF 动力异常、血液循环异常等。

3. 临床表现

发病年龄多在 20～30 岁,偶可发生于儿童或成年之后,其主要症状是：感觉障碍为首发症状,其次为运动障碍,出现肌无力,肌张力减退,再次出现神经营养障碍及其他症状,表现为关节营养障碍和皮肤增厚,过度角化。空洞可累及延髓,三叉神经脊束核可出现面部痛、温觉减退或缺失,角膜反射消失,并可表现眩晕、恶心、眼球震颤、平衡障碍及步态不稳等。

4. 实验室检查

（1）CSF 检查：常无特征性改变,较大空洞可引起椎管梗阻时,CSF 蛋白含量可增高。

（2）影像学检查：X 线片：有助于发现骨骼畸形、隐性脊柱裂等。CT 扫描：可显示出高密度的空洞影像。MRI：是确定本病的首选方法,能清楚显示空洞位置及大小,有助于选择手术适应证和设计手术方案。

5. 诊断和鉴别诊断

（1）诊断：根据青壮年隐匿起病、病情进展缓慢、节段性分离性感觉障碍、肌无力和肌萎缩、皮肤和关节营养障碍等,结合 CT 和 MRI 诊断不十分困难。

（2）鉴别诊断：本病需与脊髓肿瘤、颈椎病、肌萎缩侧索硬化症等疾病相鉴别。

a. 脊髓肿瘤：可造成局限性肌萎缩、节段性感觉障碍。髓内肿瘤神经症状可类似脊髓空洞症,尤其位于下颈椎,有时难以鉴别。髓内肿瘤尿便功能障碍出现较早,神经根痛常见,营养障碍少见,通常无脊柱畸形,MRI 可确诊,并作出鉴别。

b. 颈椎病：多于中年起病,可出现上肢肌萎缩及锥体束征,但不显著,根痛是常见的突出症状,感觉障碍呈根性分布,节段性分离性感觉障碍少见。可有颈部活动受限,颈后仰时可有疼痛等。无明显营养障碍或先天畸形,颈椎 X 线平片、CT 及 MRI 检查可以鉴别。

c. 肌萎缩侧索硬化症：多于中年起病，仅累及运动系统，上、下运动神经元同时受累，表现严重肌无力，肌萎缩与腱反射亢进及病理征，无感觉障碍及营养障碍，MRI 检查多无异常，可资鉴别。

（何浩明　周　彦）

附　　录

附录 1　神经科常用的检验项目及其参考值

1. 血液

(1) 一般检查及物理性质

成　分　量	参　考　值
红细胞计数	
初生儿	$(6.0\sim7.0)\times10^{12}/L$
成人(女)	$(3.5\sim5.0)\times10^{12}/L$
血红蛋白	
初生儿	$180\sim190\ g/L$
成人(女)	$110\sim150\ g/L$
孕妇	$100\sim130\ g/L$
网织红细胞计数	
初生儿	$0.03\sim0.06$
成人(女)	$0.005\sim0.015$
红细胞沉降率(Westergren 法)	
成人(女)	$0\sim20\ mm/h$
血细胞比容	
成人(女)	$0.37\sim0.47$
孕妇	<0.35
白细胞计数	
初生儿	$(15\sim22)\times10^9/L$
成人(女)	$(4\sim10)\times10^9/L$
孕产妇	$(6\sim20)\times10^9/L$
白细胞分类	
中性粒细胞	$0.50\sim0.70$

（续表）

成　分　量	参　考　值
嗜酸性粒细胞	0.005～0.05
嗜碱性粒细胞	0～0.01
淋巴细胞	0.20～0.40
单核细胞	0.03～0.08
血小板计数	(100～300)×10⁹/L

（2）止血和凝血的检查

出血时间（刺皮血）	
Duke 法	1～3 min
Ivy 法	0.5～7 min
Simplate 法	2.75～8 min
活化部分凝血活酶时间	34～45 s
凝血酶时间	16～18 s
凝血酶原时间	
Quick 一步法	11～15 s
二步法	18～22 s
凝血时间	
毛细管法	3～7 min
玻璃管法	4～12 min
纤维蛋白原	
双缩脲法	2～4 g/L
火箭电泳法	2.2～3.6 g/L
凝血法	1.95～3.80 g/L
纤维蛋白降解产物（FDP）	
乳胶凝集法	<10 mg/L
简易法	1∶16～1∶64

（3）电解质及其他无机物

钾	
初生儿	3.5～5.1 mmol/L
成人	4.1～5.6 mmol/L

(续表)

钠	
初生儿	134～146 mmol/L
成人	136～146 mmol/L
钙总量	2.2～2.7 mmol/L
离子钙	
脐带血	(1.37±0.07)mmol/L
初生儿	1.07～1.27 mmol/L
成人	1.12～1.23 mmol/L
氯	100～106 mmol/L
磷,无机	
脐带血	1.20～2.62 mmol/L
成人(女)	0.90～1.32 mmol/L
镁	0.80～1.20 mmol/L(月经期稍高)
铁	
初生儿	18～45 μmol/L
成人(女)	7～27 μmol/L
总铁结合力	
成人(女)	54～77 μmol/L

（4）有机化合物（代谢物）检查

丙酮	
半定量法(草酸盐)	阴性(＜0.5 mmol/L)
定量法	0.05～0.34 mmol/L
胆红素总量	
脐带血	＜34 μmol/L
生后 1～2 d	
早产儿	＜137/μmol/L
足月儿	＜103 μmol/L
生后 3～5 d	
早产儿	＜274 μmol/L
足月儿	＜205 μmol/L
成人(女)	2～20 μmol/L

（续表）

直接胆红素	0～6.84 μmol/L
蛋白总量	
早产儿	36～60 g/L
足月儿	46～70 g/L
成人	60～82 g/L
白蛋白	35～50 g/L
球蛋白	20～30 g/L
白蛋白/球蛋白比值	1.0～2.0∶1
铁蛋白	
初生儿	25～200 μg/L
成人（女）	12～150 μg/L
肌酐（Jaffe 连续监测或酶法）	
脐带血	53～106 μmol/L
成人（女）	44～97 μmol/L
尿酸（磷钨酸盐法）	
成人（女）	90～357 μmol/L
尿素	
脐带血	7.5～14.3 mmol/L
成人	2.5～6.4 mmol/L
葡萄糖（空腹）	
成人	3.6～6.1 mmol/L
孕妇	3.6～5.6 mmol/L

（5）血液气体、酸碱分析及临床酶学检验

二氧化碳结合力	
成人	22～29 mmol/L
酸碱度 pH 值（37℃）	
成人	7.33～7.41
丙氨酸氨基转氨酶（ALT）	5～40 U/L
门冬氨酸氨基转氨酶（AST）	<40 U/L
碱性磷酸酶	
速率法	40～160 U/L

（续表）

比色法（成人）	3～13 U（金氏）
动态法（成人）	20～110 U/L
乳酸脱氢酶 乳酸→丙酮酸法	
成人	0.8～1.5 μmol/L

（6）常用血清肿瘤标志物检测

甲胎蛋白（AFP）	＜25 μg/ml（RIA 法）
α-L-岩藻糖苷酶（AFP）	＜25 U/L（ELISA 法）
糖类抗原 CA15-3（CA15-3）	＜30 U/ml（IRMA 法）
糖类抗原 CA19-9（CA19-9）	＜37 U/ml（IRMA 法）
糖类抗原 CA27（CA27）	＜35 U/ml（IRMA 法）
糖类抗原 CA29（CA29）	＜35 U/ml（IRMA 法）
糖类抗原 CA50（CA50）	＜20 IU/ml（IRMA 法）
糖类抗原 CA72-4（CA72-4）	＜6 U/ml（IRMA 法）
糖类抗原 CA125（CA125）	＜35 U/ml（IRMA 法）
糖类抗原 CA242（CA242）	＜25 U/ml（IRMA 法）
鳞状上皮细胞癌相关抗原（SCCA）	＜2.5 μg/L（IRMA 法）
神经元特异性烯醇化酶（NSE）	＜2.7±0.7/μg/L（RIA 法）
血清唾液酸（SA）	＜640 μg/L（比色法）
癌胚抗原（CEA）	＜5 μg/L（IRMA 法）
非小细胞肺癌抗原（CYFRA21-1）	＜3.6 μg/L（IRMA 法）
血清铁蛋白（SF）	男性：＜12～245 μg/L，
	女性：5～130 μg/L（RIA 法）
β_2 微球蛋白（β_2-m）	2 250±440 μg/L（RIA 法）
组织多肽特异性抗原（TPS）	＜80 U/ml（ELISA 法）
前列腺特异性抗原（TPSA）	0～4 ng/ml（RIA 法）
游离前列腺特异性抗原（fPSA）	0～0.86 ng/ml（RIA 法）
人附睾分泌蛋白 4（HE4）	（32.1±7.2）（ECLIA 法）

（7）常用血清细胞因子检测（不同方法的正常参考值可有明显差异，同一方法不同厂家的产品，其正常参考值也可有明显不同，应注意）

白细胞介素-1(IL-1)	(25.5±7.1)pg/L(ELISA法)
白细胞介素1-β(IL-1β)	(1.8±0.52)ng/ml(RIA法)
白细胞介素-2(IL-2)	(7.6±1.3)ng/ml(ELISA法)
白细胞介素-2受体(SIL-2R)	(242.77±33.54)pg/ml(RIA法)
白细胞介素-3(IL-3)	(24±47)U/ml(RIA法)
白细胞介素-4(IL-4)	(8.6±1.4)ng/L(ELISA法)
白细胞介素-5(IL-5)	(100～200)ng/L(ELISA法)
白细胞介素-6(IL-6)	(10.8±5.1)pg/ml(ELISA法)
白细胞介素-7(IL-7)	(150±35)U/ml(RIA法)
白细胞介素-8(IL-8)	(24.71±8.39)pg/ml(ELISA法)
白细胞介素-10(IL-10)	(10.71±6.49)pg/ml(RIA法)
白细胞介素-13(IL-13)	(6.04±1.58)pg/ml(ELISA法)
白细胞介素-17(IL-17)	(156.1±68.5)pg/ml(ELISA法)
白细胞介素-18(IL-18)	(12.98±8.32)pg/ml(RIA法)
白细胞介素-32(IL-32)	(164.16±44.22)pg/ml(ELISA法)
肿瘤坏死因子-α(TNF-α)	(29.8±6.7)pg/ml(ELISA法)
表皮生长因子(EGF)	(0.88±0.41)pg/ml(RIA法)
可溶性肿瘤坏死因子受体(STNFR)	(2.1±1.0)ng/ml(RIA法)
恶性肿瘤特异性生长因子(TSGF)	(54.7±4.7)U/ml(RIA法)
转化生长因子-α(TGF-α)	(14.32±3.93)pg/ml(RIA法)
转化生长因子-β1(TGF-β1)	(6.8±2.5)ng/ml(ELISA法)
血小板衍生生长因子(PDGF)	(2.90±1.31)pg/ml(ELISA法)
干扰素-γ(IFN-γ)	(55.6±9.6)ng/ml(ELISA法)
肝细胞生长因子(HGF)	(227.6±161.25)pg/ml(ELISA法)
神经生长因子(NGF)	(38.76±10.85)pg/ml(ELISA法)
胎盘生长因子(PLGF)	胎盘组织(78.0±4.98)平均灰度(免疫组化法)
结缔组织生长因子(CTGF)	(17.99±8.04)ng/ml(ELISA法)
胰岛素样生长因子-Ⅱ(IGF-Ⅱ)	(0.65±0.22)ng/ml(RIA法)
血管内皮生长因子(VEGF)	(151.1±49.8)pg/ml(RIA法)
粒细胞-巨噬细胞集落刺激因子(GM-CSF)	(0.43±0.15)ng/ml(RIA法)

2. 尿液

(1) 尿液物理性状及一般检查

密度	$1.002\sim1.030\ kg/m^3$
尿量(24 h)	$1\ 500\sim2\ 000\ ml$
酸碱度(pH)	$5.0\sim7.0$
尿糖定量	
新生儿	$<1.11\ mmol/L$
成人(24 h)	$0.56\sim5.00\ mmol$
尿胆原定量(24 h)	$0\sim5.92\ \mu mol$
尿蛋白定量(24 h)成人	$20\sim80\ mg$
尿沉渣检查	
白细胞	$<5/HP$
红细胞	$0\sim$偶见$/HP$
上皮细胞	$0\sim$少量$/HP$
透明管型	$0\sim$偶见$/HP$

(2) 尿液生化检查

钙(24 h)	$2.5\sim7.5\ mmol$
钾(24 h)	$51\sim102\ mmol$
钠(24 h)	$130\sim260\ mmol$
氯化物(24 h)	$170\sim255\ mmol$
酮体定性	阴性
肌酐(24 h)	$5.3\sim15.9\ mmol$
肌酸(24 h)	$0\sim608\ \mu mol$
尿素氮(24 h)	$357\sim535\ mmol$
尿素(24 h)	$250\sim600\ mmol$
尿酸(24 h)	$2.38\sim5.95\ mmol$
纤维蛋白降解产物	$<0.25\ mg/L$

3. 脑脊液

（1）脑脊液的各种生化组成

成　　分	参　考　值
水分	99%
密度	$1.006 \sim 1.008 \ kg/m^3$
Na	$133 \sim 145 \ mmol/L$
Cl	$120 \sim 130 \ mmol/L$
K	$2.60 \sim 3.40 \ mmol/L$
Ca	$0.9 \sim 8.8 \ mmol/L$
Mg	$1.05 \pm 0.16 \ mmol/L$
P	$0.38 \sim 0.67 \ mmol/L$
Fe	$0.18 \sim 0.36 \ mmol/L$
Cu	$0.72 \pm 0.49 \ nmol/L$
葡萄糖	$2.50 \sim 4.40 \ mmol/L$
乳酸	$0.12 \sim 0.24 \ mmol/L$
丙酮酸	$8.98 \pm 0.45 \ mmol/L$
总蛋白量	$0.15 \sim 0.45 \ g/L$
前白蛋白	$0.015 \sim 0.17 \ g/L$
白蛋白	$0.075 \sim 0.15 \ g/L$
铁传递蛋白	$0.144 \ g/L$
铜蓝蛋白	$0.110 \ g/L$
IgG	$0.008 \sim 0.041 \ g/L$
IgA	$0.001 \sim 0.006 \ g/L$
IgM	$0.0015 \sim 0.0030 \ g/L$
补体 C3	$2.2 \pm 1.0 \sim 6.4 \pm 3.8 \ \mu g/ml$
C4	$2.0 \pm 0.8 \sim 9.4 \pm 2.5 \ \mu g/ml$
C9	$1.5 \ mg/L$

（2）脑脊液常规检查

压力	正常人压力侧卧位为 $80 \sim 180 \ mmH_2O$，超过 $200 \ mmH_2O$ 提示颅内压增高，低于 $80 \ mmH_2O$ 为低颅压
密度	$1.006 \sim 1.008$

(续表)

外观

① 色泽　　　　　无色：见于正常脑脊液

红色：混入新鲜血液，可见于蛛网膜下腔出血或腰穿损伤性出血

黄色：可由胆红素、血红蛋白衍生物或脑组织坏死所形成的脂色素等黄色成分引起。脑脊液中蛋白质过多，超过 1 500～2 000 mg/L 时，CSF 可呈黄色，常见于脊髓肿瘤、脊椎结核等脊髓占位病变引起的蛛网膜下腔阻滞综合征。CSF 呈黄色，离体后不久自行凝固如胶样称**弗洛因综合征（Froin syndrome）**，即系 CSF 中蛋白质过多所致

绿色：临床少见。可见于绿脓杆菌性脑膜炎，其色泽是细菌所含色素所致

② 透明度　　　　正常脑脊液透明、澄清。CSF 中细胞数超过$(100～200) \times 10^6$/L 往往出现轻微云雾状；超过$(300～500) \times 10^6$/L 呈白色浑浊；超过 $1\ 000 \times 10^6$/L 则呈脓样脑脊液

正常脑脊液含少量蛋白质，但不含纤维蛋白故不凝固。化脓性脑膜炎的 CSF，可见蛋白质凝固状或片状厚膜；结核性脑膜炎 CSF 静置 12～24 h，可能出现网状薄膜；蛛网膜下腔阻塞综合征（Froin 综合征）因 CSF 蛋白含量过多，可凝固如胶样

③ 细胞计数　　　正常脑脊液中白细胞为$(0～5) \times 10^6$/L 属临界状态。而$(11～30) \times 10^6$/L 为（＋），即轻度增加；$(31～100) \times 10^6$/L 为（＋＋），$(101～500) \times 10^6$/L 为（＋＋＋），两者均属中度增加；500×10^6/L 以上为（＋＋＋＋），称高度增加

（3）脑脊液生化检查

① 脑脊液糖　　　正常值：2.5～4.4 mmol/L（50～75 mg/dl）。明显减少见于化脓性脑膜炎；轻至中度减少见于结核性脑膜炎及真菌性脑膜炎及脑膜癌。增高见于糖尿病

② 脑脊液蛋白质　定性试验（pandy 试验）正常为阴性。正常值：0.15～0.45 g/L（15～45 mg/dl）。蛋白质增高见于中枢神经系统感染、脑肿瘤、脊髓压迫症、吉兰-巴雷综合征等，尤以听神经瘤、脊髓压迫症致椎管梗阻时增高显著

③ 脑脊液免疫球　正常值：IgG 为 10～40 mg/L；IGM 为 0～13 mg/L；IgA 为 0～6 mg/L
　蛋白　　　　　增高：
IgG 增高见于多发性硬化症、亚急性硬化性全脑炎、急性化脓性脑膜炎、结核性脑膜炎、急性病毒性脑膜炎、种痘后脑炎、麻疹脑炎、神经梅毒、脊髓腔梗阻等
IgA 增高见于脑血管病、脑变性疾病、Jacob-Greutzfeldt 病、化脓性或结核性脑膜炎等

	IGM 增高提示有中枢神经系统感染,如>30 mg/L 表示为细菌性脑膜炎而非病毒性脑膜炎。多发性硬化症、脑肿瘤、血管通透性改变、锥虫病等亦可增高。IgM 明显增高是急性化脓性脑膜炎的特点,可达(43.0±38.0)mg/L。IgM 轻度增高是急性病毒性脑膜炎的特征,一般为(5.0±5.8)mg/L,若 IgM>30 mg/L,可排除病毒感染的可能 各种类型的急性脑膜炎,IgA 和 IgG 均增高,而病毒性脑膜炎不如细菌性脑膜炎增高明显。IgA 的增高,在结核性脑膜炎较化脓性脑膜炎显著减低: IgG 减低见于癫痫、脑变性疾病等 IgA 减低见于支原体脑脊髓膜炎、癫痫及小脑性共济失调
④ 脑脊液蛋白电泳	参考范围(滤纸法):白蛋白: 0.55~0.69(55%~69%);球蛋白 α_1: 0.03~0.08(3%~8%); α_2: 0.04~0.09(4%~9%); β: 0.10~0.18(10%~18%); γ: 0.04~0.13(4%~13%) 临床意义:白蛋白升高:椎管梗阻、脑肿瘤、部分血管性疾病。α_1 球蛋白升高:脑部感染、急性细菌性脑膜炎、脊髓灰质炎。α_1 球蛋白减低:脑外伤急性期。α_2 球蛋白升高:见于脑部转移瘤、癌性脑膜炎、胶质瘤、桥脑小脑角肿瘤。β 球蛋白升高:见于多发性硬化症、亚急性硬化性全脑炎、震颤麻痹、脑萎缩、阿尔茨海默病、手足徐动症、肌萎缩侧索硬化症、多发性神经根炎、面神经麻痹、糖尿病性周围神经炎、脑胶质瘤、癫痫、假性脑瘤等。γ 球蛋白升高:多发性硬化症、亚急性硬化性全脑炎、病毒性脑炎、脑脓肿、多发性神经根炎、酒精中毒性周围神经炎、浆细胞瘤、桥脑小脑角肿瘤、脑外伤、结节病、血清 γ 球蛋白增高(肝硬化、结缔组织病、多发性骨髓瘤)等
⑤ 脑脊液氯化物	正常值:120~130 mmol/L(700~750 mg/dl)。细菌性和真菌性脑膜炎时含量减少,结核性脑膜炎时减少尤为明显

(4) 脑脊液细胞因子测定

白细胞介素-1(IL-1)	正常值:(5.0±1.5)μg/L 颅内感染或疾病时增高,脑出血、脑梗死等也常增高
白细胞介素-6(IL-6)	正常值:(0.08±5.1)pg/ml 颅内感染时增高,重度感染、脑梗死等增高
白细胞介素-8(IL-8)	正常值:(0.95±0.02)ng/ml。颅内感染时增高,类风湿性关节炎、急性重度感染时常增高
白细胞介素-10(IL-10)	正常值:(30.2±5.4)ng/ml。颅内感染时增高,SLE、糖尿病、急性感染时常增高
肿瘤坏死因子(TNF)	正常值:(0.95±0.26)ng/ml。颅内感染时增高,脑梗死亦增高

（续表）

可溶性白细胞介素-2受体(SIL-2R)	正常值：(2 612.7±33.5)U/L。颅内感染或疾病时增高,恶性肿瘤、脑肿瘤、自身免疫性疾病常增高
转化生长因子 β_1(TGF-β_1)	正常值：(55.6±7.5)ng/ml。出血后脑积水、早产儿脑脊液中血管内皮生长因子(VEGF)和转化生长因子 β_1(TGF-β_1)表达增高。恶性肿瘤、急性炎症亦常增高
集落刺激因子(CSF)	正常值：(0.45±0.13)μg/L。化脑病人阳性率高于病脑病人,脑梗死、急性感染、TB活动期亦常增高
γ-干扰素(INF-γ)	正常值：(10.5±3.5)pg/ml。病毒感染急性期比恢复期要高。恶性肿瘤、感染性疾病常增高

（5）脑脊液神经肽测定

神经肽	正常值：(1 083.7±245.8)pg/ml。脑出血、蛛网膜下腔出血明显升高
脑啡肽	正常值：(86.08±4.36)ng/L。脑梗死、脑出血、癫痫、帕金森病升高
心房利钠肽	正常值：(301.54±79.61)ng/L。急性颅脑损伤、急性感染性疾病升高
强啡肽	正常值：(4.66±0.36)pg/ml。脑梗死时可见下降(病情严重者)。脑出血、蛛网膜下腔出血患者常升高
内皮素	正常值：(16.06±3.5)ng/L。脑梗死患者在发病初期 CSF 中内皮素开始升高,第 3 d 达高峰,30 d 后恢复正常水平。糖尿病性肾病、高血压等疾病时均可升高
神经降压肽	正常值：(20.91±12.9)ng/L。偏头痛、精神分裂症治疗后及脑出血患者常增高
P 物质	正常值：(485.44±198.01)pmol/L。缺血性脑血管病急性期、出血性脑血管病含量升高,脑外伤在 24 h 后开始升高。脑栓塞急性期可降低
血管活性肠肽	正常值：(57.7±2.8)pg/ml。急性脑梗死时 VIP 水平降低
降钙素基因相关肽	正常值：(45±9)pg/ml。脑梗死、脑出血患者升高
催产素	正常值：(5.0±2.9)ng/L。脑梗死、垂体瘤、严重痴呆症患者含量明显增高
多巴胺受体	正常值：(0.51±0.12)pg/ml。持续性植物状态患者含量显著减少

4. 内分泌功能测定

(1) 下丘脑-垂体

促甲状腺激素(TSH)成人(女)	2.0～16.8 mU/L
促甲状腺激素释放激素(TRH)	14～168 ρmol/L
促肾上腺皮质激素	
上午8时	2.2～17.6 ρmol/L
下午4时	1.1～8.8 ρmol/L
催乳激素(PRL)	
卵泡期	<1.05 nmol/L
黄体期	0.23～1.82 nmol/L
孕头3个月	<3.64 nmol/L
孕中3个月	<7.28 nmol/L
孕晚3个月	<18.2 nmol/L
绝经期	<0.91 nmol/L
缩宫素	<3.2 mU/L
促卵泡素(FSH)	
卵泡期	1～9 U/L
排卵期	6～26 U/L
黄体期	1～9 U/L
绝经期	30～118 U/L
黄体生成激素(LH)	
卵泡期、黄体期	1～12 U/L
排卵期	16～104 U/L
绝经期	16～66 U/L
生长激素(GH)	
脐血	0.47～2.35 nmol/L
初生儿	0.71～1.88 nmol/L
成人(女)	<0.47 nmol/L

(2) 甲状腺

三碘甲状腺原氨酸总量(TT$_3$)(血清)	
脐带血	0.5～1.1 nmol/L
成人(女)	1.8～2.9 nmol/L

(续表)

游离三碘甲状腺原氨酸(FT$_3$)(血清)	2.16～6.78 pmol/L
甲状腺素总量(TT$_4$)(血清)	
初生儿	129～271 nmol/L
孕后 5 个月	79～227 nmol/L
成人(女)	65～155 nmol/L
游离甲状腺素(FT$_4$)(血清)	10.3～25.8 pmol/L

（3）肾上腺相关激素

17 -羟皮质类固醇	
成人(女)(血清)	248～580 nmol/L
成人(女)24 h 尿	5.5～22.1 μmol
皮质醇总量(血清)	
上午 8 时～9 时	138～635 nmol/L
下午 3 时～4 时	83～441 nmol/L
17 -酮类固醇总量(24 h 尿)	
成人(女)	21～52 μmol
游离皮质醇(24 h 尿)	28～276 nmol

（4）性激素

雌二醇(血清)	
卵泡期	110～1 830 pmol/L
黄体中期	690～880 pmol/L
绝经后	37～110 pmol/L
雌三醇(血清)	
成人(女)	＜7 nmol/L
孕 24～28 周	104～594 nmol/L
孕 29～32 周	139～763 nmol/L
孕 33～36 周	208～972 nmol/L
孕 37～40 周	278～1 215 nmol/L
孕酮(血清)	
卵泡期	＜3.2 nmol/L

（续表）

黄体期	9.5～64 nmol/L
绝经期	<3.2 nmol/L
睾酮（血清）	
卵泡期	<1.4 nmol/L
黄体期	<2.1 nmol/L
绝经期	<1.2 nmol/L

（5）胎盘激素

β-人绒毛膜促性腺激素（β-HCG）（血清）	
孕 7～10 d	>5.0 U/L
孕 30 d	>100 U/L
孕 8～10 周	50～100 KU/L
孕 14 周	10～20 KU/L
胎盘泌乳素（血清）	
成人（女）	<0.5 mg/L
孕 22 周	1.0～3.8 mg/L
孕 30 周	2.8～5.8 mg/L
孕 42 周	4.8～12 mg/L

附录 2　神经科常用的英汉名词对照

A

阿-罗瞳孔　Argyll-Robertson pupil

阿尔茨海默病　Alzheimer's disease

B

巴宾斯基征　Babinski's sign

半乳糖神经酰胺储积症　galactosylceramide lipidosis

贝尔麻痹　Bell's palsy

闭锁综合征　locked-in syndrome

变形性肌张力障碍　torsion dystonia

表达性失语　Broca aphasia

表面弥散系数　apparent diffusion coefficient（ADC）

宾斯万格痴呆　Binswanger's dementia

病毒性脑炎　viral encephalitis

病毒性脑膜炎　viral meningitis

部分性发作　partial seizure

布龙征　Brun's sign

不宁腿综合征　restless legs syndrome

半暗带　penumbra

布鲁金斯基征　Brudzinski's sign

伴维生素 E 缺乏的遗传性共济失调　ataxia with Vitamin E deficiency（AVED）

闭锁综合征　locked-in syndrome

闭合性颅脑损伤　closed head injuries

步态异常　disturbance of gait

部分或局/灶性发作　partial or focal seizures

部分感觉性发作　partial sensory seizures

部分运动性发作　partial motor seizures

半乳糖血症　galactosemia

病理反射　pathologic reflex

臂丛神经炎　brachial plexus neuritis

C

彩色多普勒血流显像　color Doppler flow imaging

彩色双功能超声　color duplex sonography

侧脑室脉络丛　lateral plexus

查多克征　Chaddock's sign

常染色体显性遗传脑动脉病合并皮质下梗死和白质脑病　cerebral autosomal dominant arteriopathy with subcortical infarcts leukoencephalopathy (CADASII)

沉积病　storage disorders

痴呆　dementia

迟发性运动障碍　tardive dyskinesia

持续性植物状态　persistent vegetative state (PVS)

齿轮样强直　cogwheel rigidity

重复神经刺激　repetitive nerve stimulation (RNS)

重组组织型纤溶酶原激活物　recombinant tissue plasminogen activator (rt-PA)

传导性失语　conduction aphasia

传导阻滞　conduction block

磁共振成像　magnetic resonance imaging (MRI)

磁共振频谱分析　magnetic resonance spectroscopy (MRS)

磁共振血管造影　magnetic resonance angiography (MRA)

猝倒症　drop attack

促肾上腺皮质激素　adrenocorticotropic hormone (ACTH)

卒中单元　stroke unit

催眠状态　hypnosis

苍白密螺旋体　treponema pallipum

出血性白质脑炎　hemorrhagic leukoencephalitis

出血性梗死　hemorrhagic infarction

丛集性头痛　cluster headache

D

大脑后动脉　posterior cerebral artery

大脑前动脉　anterior cerebral artery

大脑中动脉　middle cerebral artery

典型偏头痛　classic migraine

电子计算机体层扫描摄影　computer tomography（CT）

动脉血栓性脑梗死　arterothrombotic cerebral infaction

动眼神经　oculomotor nerve

多系统萎缩　multiple system atrophy

多灶性肌张力障碍　mutifocal dystonia

豆状核　lenticular nucleus

大发作　grand mal

大脑胆固醇沉积症　cerebral cholesterinosis

大脑动脉环　Willis' circle

大脑静脉血栓形成　cerebral vein thrombosis

达峰时间　time to peak（TTP）

单胺氧化酶 B　monoamine oxidase－B（MAO－B）

单纯疱疹病毒　herpes simplex virus（HSV）

单纯疱疹病毒性脑炎　herpes simplex virus encephalitis（HSE）

单光子发射计算机断层扫描　single photon emission computer tomography（SPECT）

单神经病　mononeuropathy

胆碱能危象　cholinergic crisis

蛋白酶抑制剂　protease inhibitor（PI）

盗血综合征　steal syndrome

德维克病，视神经脊髓炎　Devic's disease

基底节性失语　basal ganglion aphasia

地塞米松　Dexamethasone

地西泮　Diazepam

癫痫　epilepsy

癫痫持续状态　status epilepticus

淀粉样脑血管病　cerebral amyloid angiopathy

动眼神经副核　Edinger-Westphal nucleus

杜兴病　Duchenne's disease

短暂性脑缺血发作　transient ischemic attack（TIA）

癫痫小发作　petit mal epilepsy

多发性周围神经炎　polyneuritis

短暂性全面遗忘症　transient global amnesia（TGA）

断联休克　diaschisis

多巴胺　dopamine（DA）

多巴脱羧酶　dopa decarboxylase（DDC）

多巴脱羧酶抑制剂　dopa decarboxylase inhibitor（DCI）

多发性肌炎　polymyositis

多发性神经病　polyneuropathy

多发性硬化　multiple sclerosis（MS）

多汗症　hyperhidrosis

蝶腭神经痛　sphenopalatine neuralgia

E

鹅去氧胆酸　chenodeoxycholic acid（CDCA）

鳄鱼泪征　crocodile tear's syndrome

额叶　frontal lobe

额叶癫痫　frontal lobe epilepsy

儿童期失神癫痫　childhood absence epilepsy

二巯基丙醇　british anti-Lewisite（BAL）

二巯基丁二酸钠　sodium dimercaptosuccinate（Na－DMS）

儿童交替性偏瘫　alternating hemiplegia of childhood

耳聋　deafness

耳鸣　tinnitus

F

发射型计算机断层　emission computed tomography（ECT）

反射性癫痫　reflux epilepsy

泛昔洛韦　famciclovir

芳香基硫酸酯酶 A　arylsulfatase A（ASA）

非氨酯　felbamate（FBM）

肥大性间质性多发性神经病　Dejerine Sottas disease

氟桂利嗪　flunarizine

弗里德赖希共济失调　Friedreieh ataxia

肺性脑病　pulmonary encephalopathy

弗洛因综合征　Froin's syndrome

福维尔综合征　Hoville's syndrome

复合肌肉动作电位　compound muscle action potentials（CMAP）

副交感神经系统　parasympathetic nervous system

副醛　paraldehyde

反射　reflexes

放射性疼痛　radiating pain

放射性脊髓病　radiation mylopathy

放射免疫分析　radioimmunoassay（RIA）

失用性萎缩　disuse atrophy

复视　diplopia

副神经　accessory nerve

复杂性偏头痛　complicated migraine

发作性睡病　narcolepsy

腹壁反射　abdominal reflexes

G

钆　gadolinium

肝豆状核变性　hepatolenticular degeneration（HLD）；Wilson's disease（WD）

β-干扰素　interferon-beta（IFN－β）

感觉倒错　dysesthesia

感觉过度　hyperpathia

感觉过敏　hyperesthesia

感觉神经传导速度　sensory nerves conduction velocity（SCV）

感觉性失语　Wernicke aphasia

感觉异常　paresthesia

冈达征,压趾试验　Gondas sign

高登征　Gordon sign

高血压脑病　hypertensive encephalopathy

肝性脑病　hepatic encephalopathy

钩端螺旋体脑膜脑炎　leptospira meningoencephalitis

高效液相色谱　high performance liquid chromatography（HPLC）

高香草酸　homovanillic acid（HVA）

戈登征　Gordon's sign

格拉斯哥昏迷量表　Glasgow coma scale（GCS）

更昔洛韦　ganciclovir（GCV）

共济失调　ataxia

钩端螺旋体病　leptospirosis

构音障碍　dysarthria

古茨曼综合征　Gerstmann's syndrome

股外侧皮神经病　lateral femoral cutaneous neuropathy

寡克隆带　oligoclonal bands（OB）

灌注加权成像　perfusion-weighted imaging（PWI）

国际标准化比值　international normalized ratio（INR）

功能磁共振成像　functional magnetic resonance image

股外侧皮神经炎　lateral femoral cutaneous neuritis

H

HIV 脑炎　HIV encephalitis

哈欣森三联征　Hutchinson trial

横贯性损害　transverse lesion

海绵窦　cavernous sinus

海绵窦血栓形成　cavernous sinus thrombosis

亨特综合征　Hunt syndrome

亨廷顿病　Huntington disease（HD）

红斑性肢痛症　erythromelalgia

后柱变性　posterior colunm degeneration

华勒变性　Wallerian degeneration

环磷酰胺　cyclophosphamide

环戊丙醇　cycrimine

慌张步态　festination

昏迷　coma

化脓性脑膜炎　purulent meningitis

昏睡　sopor

昏呆　stupor

霍夫曼征　Hoffmann's sign

霍纳综合征　Horner syndrome

获得性免疫缺陷综合征　acquired immunodeficiency syndrome（AIDS）

获得性失语性癫痫　Landau-Kleffner syndrome

J

急性硬脊膜外脓肿　acute spinal epidural abscess

家族性周期性瘫痪　familial periodic paralysis

家族性自主功能失调症　familial dysautonomia

甲状腺毒症　thyrotoxicosis

假性球麻痹　pseudobulbar palsy

角膜反射　corneal reflex

基底神经节　basal ganglia

基因治疗　gene therapy

基质金属蛋白酶-9　matrix metalloproteinase - 9（MMP - 9）

肌电图　electromyography（EMG）

肌动蛋白　actin

肌强直　rigidity

肌强直症　myotonia

肌强直性营养不良　Stcinert' disease

肌球蛋白　myosin

肌肉痛性痉挛　muscle algospasm

肌萎缩性侧索硬化　amyotrophic lateral sclerosis（ALS）

肌无力危象　myasthenic crisis

肌营养不良　Emery‐Dreifuss muscular dystrophy（EDMD）

肌阵挛发作　myoclonic seizure

肌阵挛性癫痫伴破碎红纤维病　myoclonic epilepsy with ragged red fibers（MERRF）

激光多普勒流量测定　laser doppler flowmetry（LDF）

疾病感缺失　anosognosia

吉兰‐巴雷综合征　Guillain‐Barre syndrome（GBS）

急性感染性多发性神经根神经炎　acute infectious polyradiculoneuritis

紧张性头痛　tension headache

脊髓缺血　myeloid ischemia

脊髓半切综合征　Brown‐Sequard syndrome

脊髓空洞症　syringomyelia

脊髓休克　spinal shock

脊髓血管病　vascular diseases of the spinal cord

脊髓压迫症　compressive myelopathy

脊髓亚急性联合变性　subacute combined degeneration of the spinal cord（SCD）

急性播散性脑脊髓炎　acute disseminated encephalomyelitis（ADEM）

急性脊髓炎　acute myelitis

急性上升性脊髓炎　acute ascending myelitis

急性炎症性脱髓鞘性多发性神经病　acute inflammatory demyelinating polyneuropathies（AIDP）

急性运动轴索型神经病　acute motor axonal neuropathy（AMAN）

计算机断层扫描　computerized tomography（CT）

加巴喷丁　gabapentin（GBP）

甲泛葡胺　amipaque

1-甲基-4 苯基-1，2，3，6-四氢吡啶　1-methyc-4-phenyl-1，2，3，6-tetrahydropyridine（MPTP）

甲基泼尼松龙　methylprednisolone

甲氧普胺　metoclopramide

间质内　interstitial

交感神经系统　sympathetic nervous system

胶样凝固　colloid coagulation

K-F(角膜)环　Kayser-Fleischer ring

肩神经炎　scapular neuritis

颈神经根炎　cervical radiculoneuritis

脊髓蛛网膜炎　spinal arachnoiditis

脊髓前动脉血栓形成　thrombosis of anterior spinal artery

脊髓内出血　myelorrhagia

脊髓灰质炎　poliomyelitis

脊髓痨　tabes dorsalis

节段性脱髓鞘　segmental demyelination

杰克逊癫痫　Jackson epilepsy

结核性脑膜炎　tuberculous meningitis（TBM）

结节性硬化症　tuberous sclerosis；Bourneville disease

金刚烷胺　amantadine

紧张性颈反射　tonic neck reflex

痉挛性斜颈　spasmodic torticollis

颈椎病　cervical spondylosis

精神错乱　amentia

经颅彩色双功能超声　transcranial color duplex sonography（TCDS）

经颅多普勒超声　transcranial doppler sonography（TCD）

经皮质感觉性失语　transcortical sensory aphasia

经皮质混合性失语　mixed transcortical aphasia

经皮质运动性失语　transcortical motor aphasia

静脉滴注免疫球蛋白　intravenous immunoglobulin（IVIG）

静止性震颤　static tremor

进行性多灶性白质脑病　progressive multifocal leukoencephalopathy（PMI）

进行性肌营养不良症　progressive muscular dystrophy（PSMA）

进行性脊肌萎缩　progressive spinal muscular atrophy（PSMA）

进行性面偏侧萎缩症：Romberg 病　progressive hemifacial atrophy

进行性延髓麻痹　progressive bulbar palsy

酒石酸二氢麦角胺　dihydroergotamine mesylate

局部突触回路　local synapse circuit

巨细胞病毒　cytomegalo virus（CMV）

K

K－F 环　Kayser-Fleischer ring

卡马西平　carbamazepine（CBZ）

开关现象　on-off phenomenon

开马君　kemadrin

抗肌强直蛋白激酶　anti-myotonic protein kinase（MT－PK）

抗肌萎缩蛋白　dystrophin（Dys）

柯丹　comtan

可待因　codeine

可乐定　clonidine

可逆性缺血性神经功能缺失　reversible ischemic neurologic deficit（RIND）

克-塞综合征　Kearns-Sayre syndrome

克拉伯病　Krabbe disease

克匿格征　Kernig's sign

空肠弯曲菌　campylobacter jejuni（CJ）

空泡性脊髓病　vacuolar myelopathy

库欣综合征　Cushing's syndrome

快速眼球运动　rapid eye movement（REM）

眶上裂　superior orbital fissure

扩散性大脑皮层抑制　cortical spreading depression（CSD）

扩散性局部低血流量　spreading oligemia（So）

L

良性震颤　benign tremor

良性新生儿惊厥　benign neonatal convulsion

拉莫三嗪　lamotrigine（LTG）

拉塞格征　Lasegues sign

莱尔米特征　Lhermittes sign

莱姆病　Lyme's disease

兰-伊综合征　Lambert-Eaton syndrome

郎飞结　Ranvier's segments

酪氨酸羟化酶　tyrosine hydroxylase（TH）

雷弗素姆病　Refsum's disease

雷诺病　Raynaud's disease

雷诺现象　Raynaud phenomenon

细胞间黏附分子-1　intercelluar adhesion molecule‑1

肋间神经痛　intercostal neuralgia

利多卡因　lidocaine

力鲁唑　riluzole

疗效减退　wearing-offeffect

淋巴细胞集积　lymphorrhage

临床可能MS　clinical probable MS（CPMS）

临床确诊MS　clinical definite MS（CDMS）

硫唑嘌呤　azathioprine

颅内蛛网膜炎　intracranial arachnoiditis

流行性脑脊髓膜炎　epidemic cerebrospinal meningitis

颅内转移瘤　intracranial metastatic tumor

颅内血肿　intracranial haematoma

硫喷妥钠　thiopental sodium

硫酸脑苷脂贮积症　sulfatide lipiclosis

颅内压　intracranial pressure（ICP）

路易小体　Lewy body

伦-格综合征　Lennox-Gastaut syndrome

罗索利莫征.屈趾反射　Rossolimo's sign

氯苯氨丁酸　baclofen

氯丙嗪　chlorpronlazine

氯硝西泮　Clonazepanl（CZP）

M

慢性每日头疼　daily chronic headache

梅毒　syphilis

迷走神经　vagal nerve

面肌痉挛　facial spasm

面神经　facial nerve

麻痹性舞蹈病　paralyticchorea

马尾　cauda equine

麦角胺　ergotamine

麦角乙脲　lisuride

慢性进行性眼外肌麻痹　chronic progressive external ophthalmoplegia（CPE）

慢性炎症性脱髓鞘性多发性神经病　chronic inflammatory demyelinating
　polyneuropathy（CIDP）

梅尼埃病　Meniere's disease

酶联免疫电泳转移印迹实验　enzyme-linked immunoelectrotransfer blot（EITB）

酶联免疫吸附实验　enzyrne-linked immunosorbentassay（ELISA）

美多巴　madopar

美多巴液体动力平衡系统　madopar-HBS

朦胧状态　twilight state

弥漫性硬化　diffuse sclerosis

慢性进行性舞蹈病　chronic progressive chorea

泌乳素腺瘤　lactotropic adenoma

弥漫性轴周脑炎　encephalitis periaxalis diffusa

弥散加权成像　diffusion-weighted imaging（DWI）

弥散系数　diffusioncoefficient（D）

弥散型美多　madopar dispersible

米耶-古布累综合征　Millard-Gubler syndrome

面肌运动障碍　facial dyskinesia

面肩肱型肌营养不良　facioscapulohumeral muscular dystrophy（FSHD）

面具脸　mask face

面神经炎　facial neuritis

免疫球蛋白　immunoglobulin（Ig）

酩酊状态　drunkenness

命名性失语　anomic aphasia

莫旺综合征　Morvan's syndrome

N

脑动脉盗血综合征　brain artery steal syndrome

脑肺吸虫病　cerebral paragonimiasis

脑弓形虫病　cerebral toxoplasmosis

脑梗死　cerebral infarction

脑桥　pons

脑神经检查　cranial nerve examination

脑血管造影　cerebral angiography

脑血流量　cerebral blood flow

脑血吸虫病　cerebral schistosomiasis

脑诱发电位　brain evoked potentials

颞叶　temporal lobe

颞叶癫痫　temporal lobe epilepsy

萘普生　naproxen

囊虫病　cysticercosis

脑-面血管瘤病　encephalofacial angiomatosis

脑磁图　magnetoencephalography（MEG）

脑动脉瘤　cerebral aneurysm

脑血管畸形　arteriovenous malformation of brain

脑血管性痴呆　cerebral vascular dementia

内耳性眩晕　audiory vertigo

脑栓塞　cerebral embolism

脑血栓形成　cerebral thrombosis

脑脓肿　brain abscess

脑动脉炎　cerebral arteritis

脑卒中癫痫　stroke epilepsy

脑出血　intracerebral haemorrhage（ICH）

脑底异常血管网　Moyamoya

脑电地形图　brain electrical activity mapping（BEAM）

脑电图　electroencephalography（EEG）

脑干听觉诱发电位　brainstem auditory evoked potential（BAEP）

脑积水　hydrocephalus

脑脊液蛋白定性试验，Pandy 试验，Pandy test

脑脊液　cerebrospinal fluid（CSF）

脑腱黄瘤病　cerebrotendinous xanthomatosis（CTX）

脑静脉干　Galen's veins

脑桥中央髓鞘溶解症　central pontine myelinolysis（CPM）

脑死亡　brain death

脑性瘫痪　cerebral palsy

脑震荡　cerebral concussion

脑休克　brain shock

脑血管病　cerebrovascular disease（CVD）

脑血管痉挛　cerebrovascular spasm

脑血管意外　cerebrovascular accident

脑血流量　cerebral hlood flow（CBF）

尼莫地平　nimodipine

逆放电　back fire

逆死性　dying-back

扭转性痉挛　torsion spasm

内囊　internal capsule

脑动脉硬化症　cerebral arteriosclerosis

脑囊虫病　cerebral systicercosis

脑型肺吸虫病　cerebral paragonimiasis

脑型疟疾　cerebral malaria

脑挫裂伤　cerebral contusion and laceration

脑内血肿　intracerebral haematoma

脑外伤后综合征　post-traumatic brain syndrome

脑萎缩　cerebral atrophy

P

帕里诺综合征　Parinaud's syndrome

帕金宁　sinemet

帕金森病　Parkinson's disease

帕金森综合征　Parkinson syndrome

培高利特　pergolide

疱疹后神经痛　postnerpetic neuralgia

喷昔洛韦　penciclovir（PCV）

皮层下失语综合征　subcortical aphasia syndrome

皮肌炎　dermatomyositis

皮克病　Pick's disease

皮质下动脉硬化性脑病　subcortical arteriosclerotic encephalopathy，Binswanger's disease

偏身惊厥-偏瘫综合征、HH 综合征　hemiconvulsion-hemiplegia syndrome

偏身投掷运动　hemiballismus

偏头痛　migrame

平均通过时间　mean transit time（MTT）

泼尼松　prednisone

普拉克索　pramipexole

皮质类固醇　corticosteroids（CS）

皮质性痴呆　cortical dementia

皮肌炎　dermatomyositis（DM）

皮质基底节变性　cortical-basal ganglionic degeneration（CBGD）

皮质下痴呆　subcortical dementia

偏盲　hemianopia

偏瘫步态　hemiplegic gait

偏头疼持续状态　state Migrainosas

偏头疼性梗死　Migraine infarction

Q

浅反射　superficial reflex

倾倒步态　topping gait

丘脑　thalamus

丘脑综合征　thalamic syndrome

曲霉菌病　aspergillosis

缺血性脑血管病　ischemic cerebrovascular disease

强直性瞳孔　tonic pupil

全身性肌张力障碍　generalized dystonia

轻触觉　light touch

起搏神经元　pacemaker neuron

铅管样强直　lead-pipe rigidity

潜伏相关转录子基因　latency-associatect transcript（LAT）

浅昏迷　semicoma

腔隙性梗死　lacunar infarct

强直-阵挛发作　tonic-clonic seizure

强直性发作　tonic seizure

强直性肌营养不良　myotonic muscullar dystrophy（MD）

D-青霉胺　D-penicillamine

丘脑性失语　thalamic aphasia

球状细胞白质营养不良　globoid cell leukodystrophy

去皮质综合征　decorticate syndrome

全面性发作　generalized seizure

缺血半暗带　ischemic penumbra

前庭神经元炎　restibular neuronitis

R

认知障碍　cognitive handicap

人格障碍　personality disorder

桡反射　brachioradialis reflex

桡神经麻痹　radial nerve palsy

弱视性眼球震颤　amblyopia nystagmus

人类免疫缺陷病毒　Human immunodeficiency virus（HIV）

人类嗜 T 淋巴细胞病毒 I 型　human T-lymphotropic virus type I（HTLV‑I）

任内试验　Rinne's test

乳头多瘤空泡病毒　papovavirus

朊蛋白　prion protein

朊蛋白感染疾病　prion disease

S

腮腺后间隙　villaret

三叉神经痛　trigeminal neuralgia

上矢状窦　superior sagittal sinus

散发性病毒性脑炎　sporadic virus encephalitis

生长激素腺瘤　growth hormone adenoma

上矢状窦血栓形成　superior sagittal sinus thrombosis

上行网状激活系统　ascending reticular activating system（ARAS）

少突神经胶质细胞　oligodendrocyte

深部脑电刺激术　deep brain stimulation（DBS）

深昏迷　deep coma

神经病学　neurology

神经传导速度　nerve conduction velocity（NCV）

神经节苷脂　ganglioside

神经性耳聋　sensorinearal deafness

神经纤维缠结　neurofibrillary tangles（NFTs）

视野　visnal field

神经肌肉接头疾病　neuromuscular junction disorder

神经莱姆病　Lame neurological

神经系统钩端螺旋体病　leptospirosis of nervous system

神经纤维瘤　neurofibroma

神经纤维瘤病　neurofibromatosis（NF）

神经科学　neuroscience

神经梅毒　neurosyphilis

神经皮肤综合征　neurocutanous syndrome

神经痛　neuralgia

神经元变性　neuronal degeneration

神经元病　neuronopathy

肾上腺脑白质营养不良　adrenoleukodystrophy（ALI）

失神发作　absence seizure

失语症　aphasia

失张力性发作　atonlc seizure

施万细胞　Schwanns cell

实验室检查支持可能 MS　laboratory supported probable MS（LSPMS）

实验室检查支持确诊 MS　laboratorysupported definite MS（LSDMS）

实验性自身免疫性脑脊髓炎　experimental autoimmune encephalomyelitis（EAE）

视觉诱发电位　visual evoked potential（VEP）

视神经脊髓炎　neuromyelitis optica（NMO）

嗜睡　somnolence

手足徐动症　athetosis

舒马曲坦　sumatriptan

数字减影血管造影　digital subtraction anglography（DSA）

双功能扫描　duplex scanning

司来吉兰　selegiline

髓鞘　myelin

髓鞘含脂质蛋白　myelinproteolipidprotein（MPLP）

髓鞘碱性蛋白　myelin basic protein（MBP）

髓鞘结合糖蛋白　myelin associated glycoprotein（MAG）

髓鞘少突胶质细胞糖蛋白　myelin oligodendrocyte glycoprotein（MOG）

碎红纤维　ragged red fiber（RRL）

T

泰舒达　trastal

特发性面神经麻痹　idiopathic facial palsy

特发性帕金森病　idiopathic Parkinson's disease（IPD）

特发性眼睑痉挛-口下颌肌张力障碍综合征　Meier syndrome

特发性震颤　essential tremor（ET）

特勒姆内征　Tromner's sign

腾喜龙　tensilon

体感诱发电位　somatosensory evoked potential（SEP）

铜蓝蛋白　ceruloplasmin（CP）

同心圆性硬化　concentric sclerosis

头痛　headache

α-突角虫核蛋白　α - synuclein

托-亨综合征　Tolosa-Hunt syndrome

头皮神经痛　scalp neuralgia

听觉过敏　hyperacusis

托吡酯　Topiramate（TPM）

托可朋　Tolcapone

脱髓鞘性脑病　demyelination encephalopathy（DME）

脱髓鞘性脊髓炎　demyelinative myelitis

W

温觉　thalposis

无张力性神经源性膀胱　non-tension neurogenic bladder

腕下垂　wrist drop

位置觉　semsation postion

网状结构　reticular formation

尾状核　caudate nucleus

纹状体　corpus striatum

无先兆的偏头痛　migraine without aura

玩偶眼现象　Doll's eye phenomenon

完全性失语　global aphasia

腕管综合征　carpal tunnel syndrome

危象　crisis

韦伯试验　Weber's test

韦伯综合征　Weber syndrome

韦尼克脑病　Wernicke's encephalopathy

舞蹈症　chorea

无动性缄默　akinetic mutism

无环鸟苷　acyclovir

位置性眩晕　positional vertigo

X

希林试验　Schilling test

息宁控释片　sinemet CR

席尔德病　Schilder's disease

夏科关节　Charcot's joint

先天性颈椎融合　Klippel-Feil syndrome

先天性脑积水　congenital hydrocephalus

星形胶质细胞瘤　astrocytoma

先天性副肌强直　paramyotonia congenita

心源性脑病　encephalopathy caused by heart diseases

先兆　aura

腺苷脱氨酶　adenosine deaminase（ADA）

线粒体肌病　mitochondrial myopathy

线粒体脑肌病　mitochondrial encephalomyopathy

线粒体肌肌病伴乳酸血症和卒中样发病

mitochondrial encephalomyopathy with lactic acidosis and stoke-like episodes
（MELAS）

小发作 petit mal

小舞蹈病 Sydenham chorea

谢菲征,捏跟腱试验 Schaffer's sign

心电图 electrocardiogram（ECG）

A 型肉毒素 botulinum toxin type A，BXT

Becker 型假肥大型肌营养不良 Becker muscular dystrophy（BMD）

Duchenne 型假肥大型肌营养不良 Duchenne muscular dystrophy（DMD）

醒状昏迷 vigil coma

溴隐亭 bromocriptine

眩晕 vertigo

CT 血管造影 computerized tomography angiography（CTA）

血浆置换 plasma exchange（PE）

血脑屏障 blood brain barrier（BBB）

血栓烷 A2 thromboxahe A2（TXA2）

嗅神经 olfactory nerve

血管迷走性晕厥 vasovagal syncope

Y

压颈试验 Queckenstedt test

亚急性硬化性全脑炎 subacute sclerosing panencephalitis（SSPE）

延迟脊髓 CT 扫描 DMCT

延髓背外侧综合征 Wallenberg's syndrome

延髓空洞症 syringobulbia

延髓麻痹 bulbar paralysis

烟雾病 moyamoya disease

遗传性共济失调 hereditary ataxia

腰椎管狭窄症 stenosis of the lumbar spinal canal

腰穿后头痛 post-puncture headache

盐酸奥昔布宁 ditropan

言语 speech

眼前庭反射 oculovestibular reflex

眼头反射　oculocephalic reflex

眼球震颤　nystamus

眼咽型肌营养不良　oculopharyngeal muscular dystrophy（OPMD）

氧合血红蛋白　Oxy‑Hb

遗传性共济失调　hereditary ataxia

遗传性痉挛性截瘫　hereditary spastic paraplegia（HSP）

遗传性舞蹈病　Huntington chorea

遗传性小脑性共济失调　hereditary cerebellar ataxia

遗传性自主神经障碍　hereditary dysautonomia

乙型肝炎病毒　hepatitis B vurus（HBV）

乙状窦血栓形成　lateral sinus thromhosis

意识模糊　confusion

意志缺乏症　abulia

异染性白质营养不良症　metachromatic leukodystrophy（MLD）

异戊巴比妥钠　amobarbital

隐球菌性脑膜炎　cryptococcal meningitis

婴儿痉挛症　infant spasm

诱发电位　evoked potential（EP）

语言　language

原发性侧索硬化　primary lateral sclerosis（PLS）

原发性直立性低血压　primary orthostatic hypotension

远端型肌营养不良　distal muscular dystrophy

远端轴突病　distal axonopathy

运动迟缓　bradykinesia

运动神经传导速度　motor conduction velocity（MCV）

运动神经元病　motor neuron disease（MND）

运动诱发电位　motor evoked potentials（MEP）

运动障碍　dyskinesia

隐性脊柱裂　spina bifida occulta

硬脑膜下血肿　subdural hematoma

硬脑膜外血肿　epidural hematoma

原发性侧索硬化症　primary lateral sclerosis

运动神经元病　motor neuron disease

运动障碍疾病　movement disorders

Z

躁狂性舞蹈病　chorea insaniens

造血干细胞移植　hematopoietic stem cell transplantation（HSCT）

谵妄　delirium

枕部正相尖波　positive occipital sharp phase transients（POSTs）

枕髁-颈静脉孔　collet-sicard

枕神经痛　occipital neuralgia

震颤　tremor

震颤麻痹　paralysis agitans

阵挛性发作　clonic seizure

枕叶癫痫　occipital lobe epilepsy

植物状态　vegetative state

锥体外系统　extrapyramidal system

锥体交叉　pyramidal decussation

阵挛性面肌痉挛　clonic facial spasm

正电子发射断层扫描　positron emission tomography（PET）

症状波动　motor fluctuate

肢带型肌营养不良　limb-girdle muscular dystrophy（LGMD）

直窦血栓形成　straight sinus thrombosis

β-脂蛋白缺乏血症　Bassen-Kornzweig syndrome

止血芳酸　para-aminomethylbenzoic acid（PAMBA）

致死性家族性失眠症　fatal familial insomnia（FFI）

中枢神经系统　central nervous system（CNS）

中枢运动传导时间　central motor conduction time（CMCT）

中风　stroke

重症肌无力　myasthenia gravis（MG）

周期性瘫痪　periodic paralysis

轴索变性　axonal degeneration

蛛网膜下腔出血　subarachnoid hemorrhage（SAH）

蛛网膜样凝固　cobweb-like coagulation

转化生长因子-β　transforming growth factor - β（TGF - β）

锥体外系疾病　extrapyramidal disease

自动症　automatism

自主神经系统　autonomic nervous system

组织型纤溶酶原激活物　tissue-type plasminogen activator（t - PA）

佐米曲坦　zolmitriptan

左旋多巴　L-dopa

坐骨神经痛　sciatica

周围性面神经　peripheral facial nerve

自主神经反应异常　autonomic dysreflection

椎动脉　vertebral artery

椎-基底动脉　basilar-vertebral artery

椎管内肿瘤　intraspinal tumor

参 考 文 献

［1］ Simon R P. Clinical Neurology［M］，Forth edition，McGraw-Hill Companies，2002.

［2］ Houser S L，Josephson S A，Akiko S. 哈里森临床神经病学［M］(英文，2版).1版.北京：北京大学医学出版社,2011.

［3］ Goldman L. 西氏内科学.24版.神经病学分册(英文)［M］.1版.北京：北京大学医学出版社,2012.

［4］ Arthur K.. Diseases of the Nervous System ［M］. Third edition，Combrige University Press，2002.

［5］ Waxman S. 分子神经病学［M］(英文).1版.北京：北京科学出版社,2008.

［6］ 白人驹,徐克. 医学影像学［M］.7版.北京：人民卫生出版社,2013.

［7］ 贾建平. 神经病学［M］.6版.北京：人民卫生出版社,2010.

［8］ 郑诚东,蒋建章,刘梅仕. 临床神经学［M］.1版.哈尔滨：黑龙江科学技术出版社,2002.

［9］ 尹伯元,李龙,顾文涛. 临床特种检验医学［M］.1版.天津：天津科学技术出版社,2004.

［10］ 韩仲岩. 内科疾病的神经系统表现［M］.1版.北京：人民卫生出版社,1982.

［11］ 史玉泉. 实用神经病学［M］.上海：上海科学技术出版社,1994.

［12］ 陈清棠. 临床神经病学［M］.1版.北京：北京科学技术出版社,2000.

［13］ 何浩明,姜建平,秦建萍. 现代检验医学与临床［M］.1版.上海：同济大学出版社,2001.

［14］ 陈如昌,吴健媛,陶志强. 慢性硬脑膜下血肿引流液检测 NSE 的应用价值［J］.放射免疫学杂志.2008，21(6)：528－529.

［15］ 娄飞云,姜之全,张少军. 颅脑损伤患者血浆 NPY 含量变化的观察［J］.放射免疫学杂志.2008，21(3)：196－197.

[16] 沈国荣.急性脑梗死患者治疗前后血浆 Hcy 和血清 GST 检测的临床意义 [J].放射免疫学杂志.2008,21(3):210-212.

[17] 罗立峰,陈隽,罗仕达,等.脑外伤患者检测血浆 IL-11 的临床评价[J].放射免疫学杂志.2012,25(5):577-579.

[18] 徐继来,潘利平,张宝明.急性颅脑损伤患者血清 NSE、IL-8 和 CNP 水平的变化及意义[J].放射免疫学杂志.2012,25(5):506-508.

[19] 吴秀珍,陈方方.急性脑梗死患者治疗前后血清 Hcy、hs-CRP、SOD 和 MDA 检测的临床意义[J].放射免疫学杂志.2012,25(4):388-390.

[20] 罗仕达,罗立峰,翁建丰,等.脑出血患者血浆抵抗素浓度的检测及临床意义 [J].放射免疫学杂志.2011,24(2):189-191.

[21] 罗仕达,罗立峰,翁建丰,等.脑外伤患者血浆高迁移率族蛋白 B1 的检测及临床意义[J].放射免疫学杂志.2011,24(1):71-73.

[22] 虞秋月.妊高征患者 THcy、Cyst C 及血管活性因子测定的临床意义[J].放射免疫学杂志.2009,22(4):317-320.

[23] 王军,傅雷,施洪超,等.脑梗死患者治疗前后血浆 Hcy、ET 和 NPY 联检的临床意义[J].放射免疫学杂志.2006,19(4):259-260.

[24] 王大力,张江,张文彦,等.急性脑梗死患者血清 hs-CRP 浓度的变化及其临床意义[J].放射免疫学杂志.2006,19(3):241-243.

[25] 王爱红,王孝芳,毛雄伟,等.脑脊液 CRP、NSE 测定对小儿中枢神经系统感染的临别诊断意义[J].放射免疫学杂志.2012,25(5):580-581.

[26] 李剑,朱颖,吴琦.血浆和肽素(copeptin)浓度与脑梗死预后的相关性分析 [J].放射免疫学杂志.2012,25(1):80-81.

[27] 钱松泉,南勇,李蓓蓓,等.脑出血患者血浆高迁移率族蛋白 B1 浓度的检测及临床意义[J].放射免疫学杂志.2012,25(1):77-79.

[28] 张金池,郑庭良,林文杰,等.脑脊液 β_2-m、ferritin、LDH 及 CK 检测对小儿化脓性脑膜炎与病毒性脑炎的临别诊断价值[J].放射免疫学杂志.2007,20(1):20-21.

[29] 杨春,谷玲,张巍,等.帕金森病患者血浆 β-内啡肽(β-EP)RIA 的价值[J].放射免疫学杂志.2007,20(1):15-16.

[30] 童海江,王亚玲,王林,等.脑血管病患者血清 Hcy 和 IGF-Ⅱ测定的意义 [J].放射免疫学杂志.2006,19(2):102-103.